开放教育（江苏）规划教材

学前儿童营养与卫生

主编　薛　亮　陆　杨

副主编　梁鹏举

东南大学出版社
SOUTHEAST UNIVERSITY PRESS
·南京·

内容提要

本教材根据教育部颁布的《幼儿园教育指导纲要(试行)》《国家中长期教育改革和发展规划纲要(2010—2020年)》的精神,本着系统性、基础性、实用性的原则进行编写,旨在阐明学前儿童生理发育特点、生长发育的规律、身体发育指标及评价、学前教育机构的膳食和卫生管理、婴幼儿心理的保健、婴幼儿常见心理疾患及矫治方法,贯彻以预防为主的卫生方针,为幼儿的健康发展奠定基础。本教材要求在校的学前教育等相关专业的学生全面地掌握该课程的理论、知识和方法,为今后从事幼儿卫生保健及教学工作做相应准备。

图书在版编目(CIP)数据

学前儿童营养与卫生/薛亮,陆杨主编. —南京:东南大学出版社,2015.12(2020.5 重印)

开放教育(江苏)规划教材

ISBN 978-7-5641-6167-5

Ⅰ.①学⋯　Ⅱ.①薛⋯　②陆⋯　Ⅲ.①学前儿童—卫生保健—教材　Ⅳ.①R175

中国版本图书馆 CIP 数据核字(2015)第 276617 号

学前儿童营养与卫生

主　编	薛 亮 陆 杨	电　话	(025)83795627/83362442(传真)
责任编辑	陈 跃	电子邮件	chenyue58@sohu.com

出版发行	东南大学出版社	出版人	江建中
地　址	南京市四牌楼 2 号	邮　编	210096
销售电话	(025)83794121/83795801		
网　址	http://www.seupress.com	电子邮箱	press@seupress.com

经　销	全国各地新华书店	印　刷	南京玉河印刷厂
开　本	700 mm×1 000 mm　1/16	印　张	10.75
字　数	192 千		
版 印 次	2015 年 12 月第 1 版　2020 年 5 月第 3 次印刷		
书　号	ISBN 978-7-5641-6167-5		
定　价	32.00 元		

* 本社图书若有印装质量问题,请直接与营销部联系。电话:025-83791830

前　言

　　《学前儿童营养与卫生》是研究如何根据0～6岁儿童自身特点获取生长发育的营养并增进健康的一门课程,是学前教育专业课程的基础。婴幼儿阶段身心各方面尚不成熟,对外界的适应性差,对营养的需求旺盛,身心发展迅速,在此过程中容易出现营养不足、不全面或过剩等情况,对疾病的抵抗力较弱。因此,做好婴幼儿的营养与卫生保健工作,对维护婴幼儿的身心健康尤显重要。联合国世界卫生组织1947年在其宪章中对健康的界定是:"健康是一种身体、心理和社会适应的健全状态,而不是没有疾病或虚弱现象。无论种族、宗教、政治信仰和经济状况有何差别,所有人都拥有享受现有最高的健康标准这一基本权利。"婴幼儿的身心发展是否健康与其在生长发育过程中的营养卫生、身心卫生直接相关,关系到每个家庭的幸福,更关系到一个国家的人口素质水平。为了更好地在学前教育专业中凸显婴幼儿的营养和卫生工作,我们编写了《学前儿童营养与卫生》一书。

　　本课程是一门专业基础课,其任务是阐明学前儿童生理发育特点、婴幼儿生长发育的规律、身体发育指标及评价、学前教育机构的膳食和卫生管理、婴幼儿心理的保健、婴幼儿常见心理疾患及矫治方法,贯彻以预防为主的卫生方针,为幼儿健康发展奠定基础。要求在校的本专业学生掌握该课程的理论、知识和方法,为今后从事幼儿卫生保健及教学工作做好准备。

　　本教材根据教育部颁布的《幼儿园教育指导纲要(试行)》《国家中长期教育改革和发展规划纲要(2010—2020年)》的精神,本着系统性、基础性、实用性的原则进行编写,目的是通过教学,使在校本专业的学生全面掌握婴幼儿营养与卫生工作的基本理论和基本要求,以婴幼儿的生理特点、生长发育的指标、规律为依据,科学地制定和执行生活制度的卫生原则,合理调配和组织幼儿的膳食;严格遵守学前儿童在园期间的卫生要求,培养良好的卫生习惯;严格遵守学前教育机构的各项卫生保健制度,积极创设符合卫生要求的环境条件;注重婴幼儿的身心健康和保健工作;对常见的心理疾患进行矫治。

本教材由薛亮、陆杨担任主编,梁鹏举担任副主编,包括六章内容:第一章学前儿童生理发育特点与保健,介绍了人体的生理结构和学前儿童发育过程中各个生理系统的特点、保健方法;第二章学前儿童生长发育与评价,介绍了学前儿童发育的指标和评价方法;第三章学前儿童营养卫生,介绍了婴幼儿、在园儿童的营养卫生及管理方法;第四章托幼机构的环境卫生与保健制度,介绍了托幼机构的管理要求和制度建设;第五章学前儿童心理卫生与保健,介绍了学前儿童心理健康的保健与预防方法;第六章学前儿童常见心理疾患与矫治,介绍了学前儿童常见心理健康问题的表现和处理方法。本教材在编写过程中参考、引用、借鉴了同行专家、研究人员在本领域的研究成果,一并致谢。

由于作者水平与能力有限,书稿中难免有疏漏和不足之处,恳请广大读者在使用中提出宝贵意见,以便我们继续努力改进。

编 者

2015 年 12 月

目　录

第一章
学前儿童生理发育特点与保健

第一节　人体概述

一、人体的外部形态

作为生物体的外科实质，人体的外形一般分为头、躯干、上肢、下肢四个部分。在头部和躯干部，由皮肤、肌肉和骨骼围成两个大的腔：颅腔和体腔；颅腔和脊柱里的椎管相通，颅腔内有脑，与椎管中的脊髓相连；体腔又由膈分为上、下两个腔：上面的叫胸腔，内有心、肺等器官；下面的叫腹腔，腹腔的最下部（即骨盆内的部分）又叫盆腔，腹腔内有胃、肠、肝、肾等器官，盆腔内有膀胱和直肠，女性还有卵巢、子宫等器官。

上肢和下肢各有一对。上肢包括上臂、前臂和手三个部分，借助肩部与躯干相连接，肩下为腋。下肢由大腿、小腿和足三部分组成，借助腹股沟与躯干相连接。在身体背面，腰部下方、大腿上方隆起的部分称为臀。

人体表面是皮肤，皮肤下面有肌肉和骨骼。骨骼结构是人体构造的关键，在外形上决定着人体比例的长短、体形的大小以及各肢体的生长形状。人体约有 206 块骨，组成人体的支架。

二、人体的物质组成

（一）主要构成成分
人体由无机物和有机物构成。无机物主要为钠、钾、磷和水等；有机物主要为糖类、脂类、蛋白质与核酸等。

（二）基本组成单位
人体结构的基本单位是细胞。细胞之间存在着非细胞结构的物质，称为细胞间质。细胞可分为三部分：细胞膜、细胞质和细胞核。细胞膜主要由蛋白质、脂类和糖类构成，有保护细胞、维持细胞内部的稳定性、控制细胞内外的物质交换的作用。细胞质是细胞新陈代谢的中心，主要由水、蛋白质、核糖核酸、酶、电解质等组成。细胞质中还悬浮有各种细胞器，主要的细胞器有线粒体、内质网、溶酶体、中心体等。细胞核由核膜围成，其内有核仁和染色质。染色质含有核酸和蛋白质。核酸是控制生物遗传的物质。

（三）组织

组织是由结构相似、功能相关的细胞与细胞间质集合而成。根据起源、结构和功能的特点，人体组织主要分为上皮组织、结缔组织、肌肉组织和神经组织四大类。

上皮组织是由密集排列的上皮细胞和极少量细胞间质构成的动物的基本组织。一般彼此相连成膜片状，被覆在机体体表，或衬于机体内中空器官的腔面以及体腔腔面。其排列方式有单层和多层之分。依功能和结构的特点可将上皮组织分为被覆上皮、腺上皮、感觉上皮等三类。其中被覆上皮为一般泛称的上皮组织，分布最广。

结缔组织由细胞、细胞间质和纤维构成。其特点是细胞分布松散、细胞间质较多。结缔组织主要包括：疏松结缔组织、致密结缔组织、脂肪组织、软骨、骨、血液和淋巴等等。它们分别具有支持、联结、营养、防卫、修复等功能。

肌肉组织由肌细胞构成。肌细胞有收缩的功能。肌肉组织按形态和功能可分为骨骼肌、平滑肌和心肌三类。

神经组织由神经元和神经胶质细胞构成，具有高度的感应性和传导性。神经元由细胞体、树突和轴突构成。树突较短，像树枝一样分支，其功能是将冲动传向细胞体；轴突较长，其末端为神经末梢，其功能是将冲动由胞体向外传出。

（四）器官、系统

器官是由多种组织构成的、能行使一定功能的结构单位。器官由不同组织发育分化并相互结合而成，执行一定的生理功能，是人体结构层次中比组织高一级的层次。若干结构、功能相近的器官组成能执行某一完整生理功能的系统，这些功能大致可以分为消化、神经、运动、呼吸、循环、泌尿、生殖、内分泌八种，也就是通常所讲的人体八大系统。

三、人体生命活动的特征

（一）新陈代谢

新陈代谢是指机体与环境之间不断进行物质交换和能量交换，以实现自我更新的过程，包括合成代谢和分解代谢。合成代谢即同化作用，指机体摄取外界的物质构成自己的组织和能量储备。分解代谢即异化作用，包括体内组织成分的分解和能量储备的分解，提供同化作用和有机体其他种种生命活动的需要。生命物质都蕴藏着一定的化学能，故物质交换就意味着能量交换。新陈代谢实质是与周围环境进行的物质代谢和能量代谢。正如恩格斯所说："有机体的新陈代谢是生命的最一般和最显著的现象。"可见，新陈代谢是生命的最显著的特征，任何有生命的个体都具有这一基本特征。如果人体的新陈代谢过程逐步减弱，人就开始衰老；一旦停止，生命就必然终结。

（二）具有反应性

所谓反应性，是指生命体在受到来自外界和内部刺激时，所具有的产生反应的能力。如冷热刺激的反应，瞳孔对光反射，呕吐反射，排便反应等等。

（三）生长和发育

人体经历着从诞生到生长发育的过程。所谓生长，是指机体在新陈代谢的基础上，当同化作用超过异化作用时，机体的重量和体积便随之而增加。所谓发育，是指机体从受精卵开始，经过胚胎期、幼年期、成年期、老年期，一直到死亡的过程。

（四）生殖和遗传

生殖是指生物体生长发育到一定阶段，能够产生与自己相似的个体，这种功能称为生殖。生殖功能对种群的繁衍是必需的，因此被视为生命活动的基本特征之一。遗传是指亲子代个体在性状上的相似性，它是因为亲代个体将自己的遗传物质（主要是 DNA）复制一份，然后通过生殖细胞传递给后代来完成的。对人类来讲，生殖的结果，可使人类的种族得以绵延不绝；遗传的结果，是人类维持其稳定性的基础。

四、人体机能的调控

人类机体内存在三种调节机制：神经调节、体液调节、自身调节。

（一）神经调节

神经调节是机体功能的主要调节方式。神经调节具有反应速度快、作用持续时间短、作用部位准确的特点。神经调节方式是反射，反射活动的结构基础是反射弧，由感受器、传入神经、反射中枢、传出神经和效应器五个部分组成。反射与反应最根本的区别在于反射活动需中枢神经系统参与。

（二）体液调节

体液调节是指细胞周围液体中有许多化学物质，能促进或抑制细胞组织的活动。这些发挥调节作用的物质主要是激素，激素由内分泌细胞分泌后可以进入血液循环，发挥长距离调节作用；也可以在局部组织液内扩散，改变附近的组织细胞的功能状态，这称为旁分泌。相对于神经调节而言，体液调节作用缓慢、持续时间长、作用部位广泛。要注意的是，体液调节和神经调节虽然各有其特点，但两者也相互关联。一方面，内分泌腺受中枢神经系统的控制；另一方面，激素也影响着神经系统的功能。因此，人体是在神经和体液的共同调节下适应着内外环境的变化。

（三）自身调节

自身调节是指内外环境变化时，组织、细胞不依赖于神经或体液调节而产生的适应性反应。比如：全身血压在一定范围内变化时，肾血流量维持不变的特点是自身调节；心室肌的收缩力随前负荷变化而变化，调节每搏输出量的特点也是自身调节。

第二节　运动系统

一、运动系统概述

（一）运动系统的组成

广义的运动系统由中枢神经系统、周围神经和神经-肌接头部分、骨骼肌肉、心肺和代谢支持系统组成。狭义的运动系统由骨、骨连接和骨骼肌三种器官组成。骨与不同形式（不活动、半活动或活动）的骨连接联结在一起，构成骨骼，形成了人体体形的基础，并为肌肉提供了广阔的附着点。肌肉是运动系统的主动动力装置,在神经支配下,肌肉收缩,牵拉其所附着的骨,以可动的骨连接为枢纽,产生杠杆运动。

（二）运动系统的功能

1. 运动

运动系统首要的功能是运动。人的运动是很复杂的,包括简单的移位和高级活动如语言、书写等,都是在神经系统支配下,通过肌肉收缩而实现的。即使一个简单的运动也往往有多块肌肉参加。一些肌肉收缩,承担完成运动预期目的角色;而另一些肌肉则予以协同配合,甚或有些处于对抗地位的肌肉此时适度放松并保持一定的紧张度,以使动作平滑、准确,起着相辅相成的作用。

2. 支持

运动系统的第二个功能是支持,包括构成人体体形、支撑体重和内部器官以及维持体姿。人体姿势的维持除了骨和骨连接的支架作用外,主要靠肌肉的紧张度来维持。骨骼肌经常处于不随意的紧张状态中,即通过神经系统反射性地维持一定的紧张度。在静止姿态,需要互相对抗的肌群各自保持一定的紧张度来取得动态平衡。

3. 保护

运动系统的第三个功能是保护。众所周知,人的躯干形成了几个体腔:颅腔保护和支持着脑髓和感觉器官;胸腔保护和支持着心、大血管、肺等重要脏器;腹腔和盆腔保护和支持着消化、泌尿、生殖系统的众多脏器。这些体腔由骨和骨连接构成完整的壁或大部分骨性壁;肌肉也构成某些体腔壁的一部分,如腹前、外侧壁、胸廓的肋间隙等,或围在骨性体腔壁的周围,形成颇具弹性和韧度的保护层。当受外力冲击时,肌肉反射性地收缩,起着缓冲打击和震荡的重要作用。

（三）骨、骨连接和骨骼肌

1. 骨

骨主要由骨质、骨髓和骨膜三部分构成,有丰富的血管和神经组织。长骨的两端是呈窝状的骨松质,中部是致密坚硬的骨密质,骨中央是骨髓腔,骨髓腔及骨松质的缝隙里容着的是骨髓。儿童的骨髓腔内的骨髓是红色的,有造血功能,随着年龄的增长,逐渐失去造血功能,但长骨两端和扁骨的骨松质内,终生保持着具有造血功能的红骨髓。骨膜是覆盖在骨表面的结缔组织膜,有丰富的血管和神经,起营养骨质的作用,同时,骨膜内还有成骨细胞,能增生骨层,能使受损的骨组织愈合和再生。

(1) 骨的化学成分和物理性质

骨是由有机物和无机物组成的,有机物主要是蛋白质,使骨具有一定的韧度,而无机物主要是钙质和磷质,使骨具有一定的硬度。人体的骨就是这样由若干比例的有机物以及无机物组成,既有韧度又有硬度。人在不同年龄,骨的有机物与无机物的比例不同。儿童及少年的骨,有机物的含量比无机物为多,故此他们的骨柔韧度及可塑性比较高;而老年人的骨,无机物的含量比有机物为多,故此他们的骨硬度比较高,所以容易折断。

(2) 骨的形态

骨从形态上分,主要有长骨、短骨、扁平骨、不规则骨和种子骨。长骨的长度远大于宽度,分为一个骨干和两个骨骺,骨骺与其他骨骼形成关节。长骨的大部分由致密骨组成,中间的骨髓腔有许多海绵骨和骨髓。大部分的四肢骨都是长骨(包括三块指骨),其他包括膝盖骨(膑骨)、腕骨、掌骨、跗骨和构成腕关节和踝关节的骨骼。长骨的分类取决于形状而不是大小。短骨呈立方状,致密骨的部分比较薄,中间是海绵骨。短骨和种子骨构成腕关节和踝关节。扁平骨薄而弯曲,由平行的两面致密骨夹着中间一层海绵骨。头骨和胸骨是扁平骨。不规则骨顾名思义是形状复杂的骨骼,不适用上面三种分类,由一层薄的致密骨包着海绵骨。脊椎骨和髋骨是不规则骨。种子骨是包在肌腱里的骨头,功能是使肌腱远离关节,并增加肌腱弯曲的角度以提高肌肉的收缩力,例如膑骨和豆状骨。

(3) 骨的数量

成人骨头共有 206 块,分为头颅骨、躯干骨、上肢骨、下肢骨四个部分。儿童的骨头比成人多,儿童的骶骨有 5 块,长大成人后合为 1 块;儿童的尾骨有 4~5 块,长大后也合成了 1 块;儿童有 2 块髂骨、2 块坐骨和 2 块耻骨,到成人就合并成为 2 块髋骨了。这样加起来,儿童的骨头要比成人多 11~12 块,就是说有 217~218 块。

2. 骨连接

人体骨和骨之间借助结缔组织、软骨和骨连接起来,从连接形式上可分为直接连接和间接连接两种。

（1）直接连接

直接连接主要有韧带连接、软骨结合、骨结合三种。韧带连接是指两骨之间靠结缔组织直接连接。韧带多呈膜状、扁带状或束状，由致密结缔组织构成，肉眼观呈白色，有光泽，附着于骨的地方与骨膜编织在一起，很难剥除。有的韧带由弹性结缔组织构成，肉眼观呈淡黄色，叫做黄韧带。一般的韧带连接允许两骨间有极微的动度。但有些骨与骨之间，两直线缘相对或互以齿状缘相嵌，中间有少量结缔组织纤维穿入两侧的骨质中，使连接极为紧密，叫做缝，如颅骨的冠状缝和人字缝。

软骨结合是指相邻两骨之间以软骨相连接。软骨组织属结缔组织的一种，呈固态有弹性，由大量的软骨细胞和间质构成。由于间质的成分不同，又有透明软骨、纤维软骨和弹力软骨的区分。第一肋骨连于胸骨的软骨属透明软骨，而相邻椎骨椎体之间的椎间盘则由纤维软骨构成。由于软骨具有一定弹性，所以能做轻微的活动。有的软骨结合保持终生，而大部分软骨结合在发育过程中骨化变为骨结合。

骨结合由软骨结合经骨化演变而成，完全不能活动，如五块骶椎以骨结合融为一块骶骨。

（2）间接连接——关节

间接连接——关节，一般由相邻接的两骨相对形成，如有三个以上的骨参加构成的叫做复关节。构成关节的两骨相对的骨面上，被覆以软骨，形成关节面。周围包以结缔组织的被囊——关节囊，囊腔内含有少量滑液。

3. 骨骼肌

运动系统的肌肉属于横纹肌，由于绝大部分附着于骨，故又名骨骼肌。骨骼肌较平滑肌高级，人体大约有 600 多块骨骼肌。每块肌肉都是具有一定形态、结构和功能的器官，有丰富的血管、淋巴分布，在躯体神经支配下收缩或舒张，进行随意运动。肌肉具有一定的弹性，被拉长后，当拉力解除时可自动恢复到原来的程度。肌肉的弹性可以减缓外力对人体的冲击。肌肉内还有感受本身体位和状态的感受器，不断将冲动传向中枢，反射性地保持肌肉的紧张度，以维持体姿和保障运动时的协调。

二、学前儿童运动系统的特点

(一) 骨骼生长迅速

婴幼儿正处于身高迅速增长时期,其骨骼不断地长长、长粗。同时,骨骼外层的骨膜比较厚,血管丰富,有利于儿童骨骼的生长和骨组织的再生和修复。

(二) 骨骼数量多于成年人

婴幼儿由于一些骨骼尚未融合连接成一个整体。例如,成人的髋骨是一块整骨,而婴幼儿的髋骨是由髂骨、坐骨和耻骨三块骨头连接在一起的,到7岁左右才逐渐骨化融合成为一块完整的骨头。

(三) 骨骼柔软易弯曲

婴幼儿骨骼含骨胶原蛋白等有机物多,骨骼柔软,弹性大,可塑性强。因此,婴幼儿可以做许多成人无法做的动作,如婴幼儿能吃到自己的脚指头;但同时也很容易出现变形、弯曲。

(四) 头部骨骼尚未发育好

新生儿出生时头部骨头之间有很大的缝隙。在颅顶前方和后方有两处仅由一层结缔组织膜覆盖,分别称前囟和后囟。婴幼儿的骨缝要到4～6个月才能闭合,后囟在3个月左右闭合,前囟到1.5岁左右才闭合。

(五) 脊柱的生理弯曲

孩子出生时脊柱是直的,弯曲是随着动作发育逐渐形成的。一般婴幼儿在3个月左右抬头时出现颈曲,6个月能坐时出现胸曲,10～12个月学走路时出现腰曲。7岁前形成的弯曲还不是很固定,当儿童躺下时弯曲可消失。7岁后随着韧带发育完善后,弯曲才固定下来。

(六) 腕骨的钙化

孩子出生时腕部骨骼均是软骨,6个月左右才逐渐出现骨化中心,10岁左右腕骨才全部钙化完成。因此,婴幼儿的手部力量小,不能拿重物。

(七) 关节发育不全

婴幼儿关节窝浅,关节韧带松弛,容易发生关节脱臼。

(八) 足弓尚未形成

婴幼儿的脚没有脚弓,到了站立和行走时才开始出现脚弓。由于婴幼儿的肌肉力度小、韧带发育不完善,长时间站立、行走或负重,或经常不活动,可导致脚底的肌肉疲劳,韧带松弛,出现扁平脚,影响行走和运动。

(九) 肌肉力量小

婴幼儿肌纤维细,肌肉的力量和能量储备少,肌肉收缩力较差,容易发生疲劳,不能负重。

(十) 肌肉发育顺序

婴幼儿的肌肉发育是按从上到下、从大到小的顺序进行,先发育颈部肌肉,然后是躯干,再四肢。先发展大肌肉群,如腿部、胳膊;再发展小肌肉群,如手部小肌肉。因此,婴幼儿先学会抬头、坐、立、行、跑、跳等大动作,手部的精细动作要到5岁左右才能完成。

三、学前儿童运动系统的保健

(一) 培养学前儿童坐、立、行等正确的姿势

坐时,身体挺直,不耸肩,躯干与大腿垂直,两小腿与地面垂直或向前伸,两脚平放地面,使膝关节后面的肌肉、血管、神经不受压迫,这种坐姿使人感到舒适而又不易产生疲劳。站立时,身体正,腿不弯,两肩在同一水平上自然下垂,抬头,挺胸,两眼向前平视,腹部微内收,两脚稍稍分开约两拳的距离,脚尖微向外斜,把身体重量落在两脚的脚跟和外缘上。行走时,为了维护身体的左右平衡,上身要保持端正的姿势,当右脚向前迈步时,左手同时向前摆动,身体重心向前移;当左脚向前迈步时,右手同时向前摆动,身体重心又向前移,如此反复。两脚脚尖应该指向前方,不要向里勾或向外撇。

(二) 要合理安排体育锻炼

体育锻炼可以促进全身的新陈代谢,加速血液循环,使骨骼和肌肉得到更多的营养。学前儿童参加体育锻炼不仅能使其肌纤维变粗,肌肉重量增加,而且还能促进骨骼的生长发育,加速骨的钙化,使骨质更加粗壮结实;同时还可促进韧带发育,增加关节的牢固性和灵活性。在组织学前儿童锻炼时,一定要合理安排锻炼的内容、锻炼持续的时间及运动强度。

(三) 提供充足的营养

学前儿童的骨骼和肌肉正处在不断生长、发育的过程中,充足的营养是

它们生长发育的基础,如钙、维生素 D 能促进骨的钙化,蛋白质能促进肌肉的发育等。因此,要供给学前儿童充足的营养,以保证学前儿童正常的发育。

(四)护好手和足

学前儿童腕部骨骼尚未骨化完成,这决定了其腕部力气不大;手部、腕部小肌肉群活动能力较差,难以完成精细动作。因此,不宜让学前儿童拎重物,不宜让学前儿童进行长时间的写字、绘画练习,给学前儿童提供的玩具不能过重。为了保护和促进学前儿童足弓的正常发育,应给他们提供宽松、合适的鞋子,并且以软底为宜,可以适当让学前儿童光脚在沙坑或鹅卵石上行走或玩耍,以免形成扁平足。

(五)预防意外事故

不要牵拉肘、悠圈子,防止脱臼和伤孩子筋骨。当肘部处于伸直位置时,若被猛烈牵拉,就可造成牵拉肘。这种现象的出现常常是因为大人带着孩子上楼梯、过马路或帮孩子穿脱衣袖时,用力拉扯小孩的手臂造成的。有的大人逗孩子玩时,抓住小孩的两手,使孩子全身离地,一圈一圈地悠着玩,这种玩法易伤孩子的筋骨,应禁止。

(六)着装应宽松适度

学前儿童不宜穿过于紧身的衣服,以免影响血液循环进而影响骨骼、肌肉的发育;也不能穿过于肥大的衣服,以免在运动中造成意外伤害。

第三节 呼吸系统

一、呼吸系统概述

呼吸系统是执行机体和外界进行气体交换的器官的总称。呼吸系统的机能主要是与外界进行气体的交换,呼出二氧化碳,吸进氧气,进行新陈代谢。呼吸系统包括呼吸道(鼻腔、咽、喉、气管、支气管)和肺。

(一)呼吸道

呼吸道是气体进出肺的通道,从鼻腔到气管。临床上常以喉环状软骨为界,将其分为上呼吸道与下呼吸道两部分。

上呼吸道包括:鼻腔、咽、喉。

1. 鼻腔

鼻腔是呼吸道的门户。鼻腔被鼻中隔分为左、右两腔,前鼻孔与外界相通,后鼻孔与咽相连。前鼻腔生有鼻毛,对吸入空气起过滤作用,可以减少尘埃等有害物质的吸入。整个鼻腔黏膜为假复层纤毛柱状上皮,其间有嗅细胞、杯细胞和分泌腺体,以及相当丰富的血管。因此,鼻腔可以使吸入气体加温、加湿。而且当鼻腔受到有害气体或异物刺激时,往往出现打喷嚏、流鼻涕反应,避免有害物吸入,这是一种保护性反射动作,对人体起一定的保护作用。鼻腔除上述呼吸作用外,还有嗅觉作用。

2. 咽

咽是一个前后略扁的漏斗形管道,由黏膜和咽肌组成。上连鼻腔,下与喉相连,可分鼻咽、口咽及喉咽三部分,是呼吸系统和消化系统的共同通道。咽具有吞咽和呼吸的功能。此外,咽也是一个重要的发音共振器官,对发音起辅助作用。咽部具有丰富的淋巴组织,由扁桃体等组成咽淋巴环,可防御细菌对咽部的侵袭,在幼年时期此种功能较明显。

3. 喉

喉上通咽,下与气管相连,既是呼吸通道也是发音器官。喉的支架主要由会厌软骨、甲状软骨和环状软骨所组成。喉腔内左右各有一条声带,两声带之间的空隙为声门裂。当呼吸或发音时,会厌打开,空气可以自由出入;而当吞咽时,会厌自动关闭,避免食物进入气管。

下呼吸道是指气管、总支气管、叶、段支气管及各级分支,直到肺泡。气管是气体的传导部分。

(二) 肺

肺是进行气体交换的场所,肺位于胸腔,呈圆锥形,右肺较左肺略大。脏层胸膜的斜裂深入组织将肺分为上叶与下叶,右肺另有水平裂使之分为上、中、下三叶。两肺各有肺尖、肺底和两个侧面。肺底与膈肌上部的膈膜相接。肺内侧的肺门与纵隔相依附。肺门是支气管、肺动脉、肺静脉、神经和淋巴管进出的通道。

(三) 呼吸系统的功能

1. 呼吸功能

呼吸系统完成外呼吸的功能,即肺通气和肺换气。肺通气是肺与外界环境之间的气体交换过程,肺换气是肺泡与肺毛细血管之间的气体交换过程。呼吸生理十分复杂,包括通气、换气、呼吸动力、血液运输和呼吸调节等过程。

2. 防御功能

呼吸系统的防御功能通过物理机制(包括鼻部加温过滤、咳嗽、喷嚏、支气管收缩、纤毛运动等)、化学机制(如溶菌酶、乳铁蛋白、蛋白酶抑制剂、抗氧自由基的谷胱甘肽和超氧化物歧化酶等)、细胞吞噬(如肺泡巨噬细胞及多形核粒细胞等)和免疫机制(B细胞分泌抗体,介导迟发型变态反应,从而杀死微生物)等而得以实现。

3. 代谢功能

对于肺内生理活性物质、脂质、蛋白、结缔组织及活性氧等物质,肺具有代谢功能。某些病理情况能导致肺循环的代谢异常,可能因此导致肺部疾病的恶化,或导致全身性疾病的发生。

4. 神经内分泌功能

肺组织内存在一种具有神经内分泌功能的细胞,称为神经内分泌细胞或K细胞,与肠道的嗜银细胞相似。因此,起源于该细胞的良性或恶性肿瘤临床上常表现出异常的神经内分泌功能,如皮质醇增多症、肥大性骨病、ADH分泌过多症和成年男性乳腺增生等。

二、学前儿童呼吸系统的特点

(一)学前儿童呼吸器官的特点

1. 鼻腔

学前儿童鼻腔较狭窄,黏膜柔嫩,血管丰富,缺少鼻毛,容易受感染。感染时可引起鼻黏膜充血、肿胀,分泌增多,造成鼻腔堵塞。鼻中隔前下方血管丰富,容易因干燥、外伤等原因出血,称为"易出血区"。鼻泪管较短,鼻腔感染可引发泪囊炎、结膜炎等。

2. 咽

学前儿童耳咽管较短,宽且平直。

3. 喉腔

学前儿童喉腔狭窄,黏膜柔嫩,有丰富的血管和淋巴组织。如果感染,可因黏膜充血、肿胀使喉腔更狭窄,致呼吸困难。幼儿喉部的保护性反射机能尚不完善,如果吃食物时说笑,容易将未嚼碎的食物呛入呼吸道。幼儿声带容易疲劳,若发生肿胀充血,可造成声音嘶哑。

4. 气管

学前儿童气管和支气管管腔较狭窄,管壁柔软,缺乏弹性组织;纤毛运动较差,若发生感染易造成呼吸困难。

5. 肺

学前儿童肺泡数量少、容积较小,若被黏液阻塞,也易引起呼吸困难。

（二）学前儿童呼吸运动的特点

学前儿童新陈代谢旺盛,机体需氧量相对比成人多,只能加快呼吸频率以满足需要,所以年龄越小,呼吸频率越快。新生儿每分钟呼吸约40～44次,1岁以内约30次,1～3岁约24次,4～7岁约22次。

三、学前儿童呼吸系统的卫生保健

（一）培养幼儿良好的卫生习惯

一是养成用鼻呼吸的习惯,充分发挥鼻腔的保护作用。二是教育儿童不挖鼻孔,以防鼻腔感染或引起鼻出血。三是教育儿童咳嗽、打喷嚏时,不要面对他人,用手帕捂住口鼻。教给儿童正确的擤鼻涕方法。四是不要让儿童蒙头睡眠,以保证吸入新鲜空气。

（二）保持室内空气新鲜

新鲜空气含氧量充足,能满足机体需要。室内应经常开窗通风换气。

（三）科学组织儿童进行体育锻炼和户外活动

经常参加户外活动和体育锻炼,可以加强呼吸肌的力量,促进胸廓和肺的正常发育,增加肺活量。户外活动还能提高呼吸系统对疾病的抵抗力,预防呼吸道感染。

（四）严防呼吸道异物

培养儿童安静进餐的习惯,不要边吃边说笑。教育儿童不要边玩边吃小颗食品,更不可抛起来"接食"。

（五）保护儿童声带

选择适合儿童音域特点的歌曲或朗读材料,每句不要太长,每次练习时,发声时间最多在4～5分钟内。鼓励幼儿用自然、优美的声音唱歌、说话,避免高声喊叫。

第四节　循环系统

一、循环系统概述

循环系统是封闭的管道系统,它包括心血管系统和淋巴管系统两部分。心血管系统是一个完整的循环管道,它以心脏为中心,通过血管与全身各器官、组织相连,血液在其中循环流动;淋巴管系统则是一个单向的回流管道,它以毛细淋巴管盲端起源于组织细胞间隙,吸收组织液形成淋巴液,淋巴液在淋巴管内向心流动,沿途经过若干淋巴结,并获得淋巴球和浆细胞,最后汇集成左、右淋巴导管,开口于静脉。循环系统的主要机能有三个方面:一是把机体从外界摄取的氧气和营养物质送到全身各部,供给组织进行新陈代谢之用,同时把全身各部组织的代谢产物,如 CO_2、尿素等,分别运送到肺、肾和皮肤等处排出体外,从而维持人体的新陈代谢和内环境的稳定;二是将为数众多的、与生命活动调节有关物质(如激素)运送到相应的器官,以调制各器官的活动;三是淋巴系作为组织液回收的第二条渠道,既是静脉系的辅助系统,又是抗体防御系统的一环。

(一)心脏

心脏位于胸腔的纵隔内,膈肌中心腱的上方,夹在两侧胸膜囊之间。其所在位置相当于第 2～6 肋软骨或第 5～8 胸椎之间的范围。整个心脏 2/3 偏在身体正中线的左侧。心脏的外形略呈倒置的圆锥形,大小约相当于本人的拳头。心尖朝向左前下方,心底朝向右后上方。心底部自右向左有上腔静脉、肺动脉和主动脉与之相连。心脏表面有三个浅沟,可作为心脏分界的表面标志。在心底附近有环形的冠状沟,分隔上方的心房和下方的心室。心室的前、后面各有一条纵沟,分别叫做前室间沟和后室间沟,是左、右心室表面分界的标志。左、右心房各向前内方伸出三角形的心耳。心脏是肌性的空腔器官。与壁的构成以心脏层为主,其外表面覆以心外膜(即心包脏层),内面衬以心内膜,心内膜与血管内膜相续,心房、心室的心外膜、心内膜是互相延续的,但心房和心室的心肌层却不直接相连,它们分别起止于心房和心室交界处的纤维支架,形成各自独立的肌性壁,从而保证心房和心室各自进行独立的收缩舒张,以推动血液在心脏内的定向流动。心房肌薄弱,心室肌肥厚,其中左室壁肌最发达。

心脏内腔被完整的心中隔分为互不相通的左、右两半。每半心在与冠状沟一致的位置上，各有一个房室口，将心脏分为后上方的心房和前下房的心室。因此心脏被分为右心房、右心室、左心房和左心室。分隔左、右心房的心中隔叫房中隔；分隔左、右心室的叫室中隔。右心房、右心室容纳静脉性血液，左心房、左心室容纳动脉性血液。成体心脏内静脉性血液与动脉性血液完全分流。右心房通过上、下腔静脉口，接纳全身静脉血液的回流，还有一小的冠状窦口，是心脏本身静脉血的回流口。右心房内的血液经右房室口流入右心室，在右房室口生有三尖瓣（右房室瓣），瓣尖伸向右心室，尖瓣藉腱索与右心室壁上的乳头肌相连。当心室收缩时，瓣膜合拢封闭房室口，以防止血液向心房内逆流。右心室的出口叫肺动脉口，通向肺动脉。在肺动脉口的周缘附有三片半月形的瓣膜，叫肺动脉瓣，其作用是当心室舒张时，防止肺动脉的血液反流至右心室。左心房通过四个肺静脉口收纳由肺回流的血液，然后经左房室口流入左心室，在左房室口处生有二尖瓣（左房室瓣）。左心室的出口叫主动脉口，左心室的血液通过此口入主动脉，向全身各组织器官分布，在主动脉口的周缘也附有三片半月形的瓣膜，叫主动脉瓣。二尖瓣和主动脉瓣的形状、结构及作用与三尖瓣和肺动脉瓣的基本一致。

房室口和动脉口的瓣膜是保证心腔血液定向流动的装置，当心室肌舒张时，房室瓣（三尖瓣、二尖瓣）开放，而动脉瓣（肺动脉瓣，主动脉瓣）关闭，血液由左、右心房流向左、右心室；心室肌收缩时则相反，房室瓣关闭，动脉瓣开放，血液由左、右心室泵入主动脉和肺动脉。这样形成了心脏内血液的定向循环，即：上、下腔静脉和冠状静脉窦→右心房→右房室口（三尖瓣开放）→右心室→肺动脉口（肺动脉瓣开放）→肺动脉→肺（经肺泡壁周围的毛细血管进行气体交换）→肺静脉→左心房→左房室口（二尖瓣开放）→左心室→主动脉口（主动脉瓣开放）→主动脉（通过各级动脉分布至全身）。

此外，下列结构对保证心脏正常活动也具有重要作用：一是心传导系统。它是由特殊的心肌纤维所构成，能产生并传导冲动，使心房肌和心室肌协调、规律地进行收缩，从而维持心收缩的正常节律。二是心脏的血管。心脏的动脉为发自升主动脉的左、右冠状动脉，其静脉最终汇集成冠状静脉窦开口于右心房。供给心脏本身的血液循环叫冠状循环。

（二）血管系

血管系由起于心室的动脉系和回流于心房的静脉系以及连接于动、静脉之间的网状毛细血管所组成。血液由心室射出,经动脉、毛细血管、静脉再环流入心房,循环不已。根据循环途径的不同,可分为大(体)循环和小(肺)循环两种。大循环起始于左心室,左心室收缩,将富含氧气和营养物质的动脉血泵入主动脉,经各级动脉分支到达全身各部组织的毛细血管,与组织细胞进行物质交换,即血中的氧气和营养物质为组织细胞所吸收,组织细胞的代谢产物和二氧化碳等进入血液,形成静脉血,再经各级静脉,最后汇合成上、下腔静脉,注入右心房。而小循环则起于右心室,右心室收缩时,将大循环回流的血液(含代谢产物及二氧化碳的静脉血)泵入肺动脉,经肺动脉的各级分支到达肺泡周围的毛细血管网,通过毛细血管壁和肺泡壁与肺泡内的空气进行气体交换,即排出二氧化碳,摄入氧气,使血液变为富含氧气的动脉血,再经肺静脉回流于左心房。

由上述可见,动脉是由心室发出的血管,在行程中不断分支,形成大、中、小动脉。动脉由于承受较大的压力,管壁较厚,管腔断面呈圆形。动脉壁由内膜、中膜和外膜构成,内膜的表面,由单层扁平上皮(内皮)构成光滑的腔面,外膜为结缔组织,大动脉的中膜富含弹力纤维。当心脏收缩射血时,大动脉管壁扩张;当心室舒张时,管壁弹性回缩,继续推动血液。中、小动脉,特别是小动脉的中膜,平滑肌较发达,在神经支配下收缩和舒张,以维持和调节血压以及调节其分布区域的血流量。静脉是引导血液回心的血管,小静脉起于毛细血管网,行程中逐渐汇成中静脉、大静脉,最后开口于心房。静脉因所承受压力小,故管壁薄,平滑肌和弹力纤维均较少,弹性和收缩性均较弱,管腔在断面上呈扁椭圆形。静脉的数目较动脉多,由于走行的部位不同,头颈、躯干、四肢的静脉有深、浅之分,深静脉与同名的动脉伴行。在肢体的中间段及远侧段,一条动脉有两条静脉与之伴行。浅静脉走行于皮下组织中。静脉间的吻合较丰富。静脉壁的结构也可分为内、中、外膜,大多数的静脉其内膜反折,形成半月形的静脉瓣,以保障血液的向心回流。毛细血管是连接于动、静脉之间的极细微的血管网,直径仅7～9 μm,管壁薄,主要由一层内皮细胞构成,具有一定的通透性。血液在毛细血管网中流速缓慢,有利于组织细胞和血液间的物质交换。

(三)淋巴系

淋巴系包括淋巴管道、淋巴器官和淋巴组织。在淋巴管道内流动的无色透明液体,称为淋巴。淋巴结、脾、胸腺、腭扁桃体、舌扁桃体和咽扁桃等都属于淋巴器官。淋巴组织广泛分布于消化道和呼吸道等器官的黏膜内。当血液通过毛细血管时,血液中的部分液体和一些物质透过毛细血管壁进入组织间隙,成为组织液。细胞自组织液中直接吸收所需要的物质,同时将代谢产物又排入组织液内。组织液内这些物质的大部分又不断通过毛细血管壁,再渗回血液;小部分则进入毛细淋巴管,成为淋巴。淋巴经淋巴管、淋巴结向心流动,最后通过左、右淋巴导管注入静脉角而归入血液中,环流回心脏。因此,淋巴系可以看作是静脉系的辅助部分。

1. 淋巴管

淋巴管可区分为毛细淋巴管、淋巴管、淋巴干和淋巴导管等。毛细淋巴管,以盲端起于组织间隙,由一层内皮细胞构成,管腔粗细不一,没有瓣膜,互相吻合成网。中枢神经、上皮组织、骨髓、软骨和脾实质等器官组织内不存在毛细淋巴管。淋巴管由毛细淋巴管汇合而成,管壁与静脉相似,但较薄、瓣膜较多且发达,外形粗细不匀,呈串珠状。淋巴管根据其位置分为浅、深两组,浅淋巴管位于皮下与浅静脉伴行;深淋巴管与深部血管伴行,二者间有较多交通支。淋巴管在行程中通过一个或多个淋巴结,从而把淋巴细胞带入淋巴液。淋巴干由淋巴管多次汇合而形成,全身淋巴干共有 9 条:即收集头颈部淋巴的左、右颈干;收集上肢、胸壁淋巴的左、右锁骨下干;收集胸部淋巴的左、右支气管纵隔干;收集下肢、盆部及腹腔淋巴的左、右腰干以及收集腹腔器淋巴的单个的肠干。淋巴导管包括胸导管(左淋巴导管)和右淋巴导管。胸导管的起始部膨大叫乳糜池,位于第 11 胸椎与第 2 腰椎之间,乳糜池接受左、右腰干和肠干淋巴的汇入。胸导管穿经膈肌的主动脉裂孔进入胸腔,再上行至颈根部,最终汇入左静脉角,沿途接受左支气管纵隔干、左颈干和左锁骨下干的汇入,收集下半身及左上半身的淋巴。右淋巴导管为一短干,收集右支气管纵隔干,右颈干和右锁骨下干的淋巴,注入右静脉角。

2. 淋巴结

淋巴结是灰红色的扁圆形或椭圆形小体,常成群聚集,也有浅、深群之分,多沿血管分布,位于身体屈侧活动较多的部位。胸、腹、盆腔的淋巴结多位于内脏门和大血管的周围。淋巴结的主要功能是滤过淋巴液,产生淋巴细胞和浆细胞,参与机体的免疫反应。

3. 脾

脾是体内最大的淋巴器官,同时又是储血器官,并具有破坏衰老的红细胞、吞噬致病微生物和异物、产生白细胞和抗体的功能。脾位于腹腔左季肋部,第9~11肋之间,其长轴与第 10 肋一致,正常情况下在肋弓下缘不能触及。活体脾为暗红色,质软而脆,易因暴力打击而造成破裂。脾的表面除脾门以外均被腹膜覆盖。

二、学前儿童循环系统的特点

(一)血液

学前儿童的血液总量相对比成人多,约占体重的 $8\%\sim10\%$。但幼儿的造血器官易受伤害,某些药物及放射性污染对造血器官危害极大。婴幼儿生长发育迅速,血液循环量增加很快,喂养不当或幼儿严重挑食、偏食,容易发生贫血。幼儿血液中血小板数目与成人相近,但血浆中的凝血物质(纤维蛋白、钙等)较少,因此一旦出血,凝血较慢。幼儿白细胞吞噬病菌能力较差,发生感染容易扩散。

(二)心脏

由于学前儿童心输出量少而新陈代谢旺盛,为满足需要,只有加快心率来补偿。年龄越小,心率越快。常以测量脉搏来表示心率。儿童的脉搏很容易受内外各种因素的影响而不稳定,如哭闹、进餐、发热、运动等都会影响脉搏,因此,测量脉搏应在儿童安静时进行。

(三)淋巴器官

学前儿童淋巴系统发育较快,淋巴结的保护和防御机能显著。扁桃体在4~10岁发育达到高峰,此年龄阶段儿童易患扁桃体炎。

三、学前儿童循环系统的保健

一是合理组织体育锻炼,增强体质。二是预防动脉硬化应始于儿童,儿童膳食应控制胆固醇和饱和脂肪酸的摄入量,同时宜少盐。三是纠正幼儿挑食、偏食的毛病,预防缺铁性贫血。四是发烧时卧床休息,减轻心脏负担。

第五节 消 化 系 统

一、消化系统概述

消化系统由消化道和消化腺两部分组成。消化道是一条起自口腔,延续咽、食道、胃、小肠、大肠,到肛门的很长的肌性管道,其中经过的器官包括口腔、咽、食管、胃、小肠(十二指肠、空肠、回肠)及大肠(盲肠、结肠、直肠)等部。消化腺有小消化腺和大消化腺两种。小消化腺散在消化管各部的管壁内,大消化腺有三对唾液腺(腮腺、下颌下腺、舌下腺)、肝和胰,它们均借助导管,将分泌物排入消化管内。人体共有 5 个消化腺,分别为:唾液腺(分泌唾液,唾液淀粉酶将淀粉初步分解成麦芽糖)、胃腺(分泌胃液,将蛋白质初步分解成多肽)、肝脏(分泌胆汁,储存在胆囊中,将大分子的脂肪初步分解成小分子的脂肪,称为物理消化,也称作"乳化")、胰腺(分泌胰液,胰液是对糖类、脂肪、蛋白质都有消化作用的消化液)、肠腺(分泌肠液,将麦芽糖分解成葡萄糖,将多肽分解成氨基酸,将小分子的脂肪分解成甘油和脂肪酸,也是对糖类、脂肪、蛋白质有消化作用的消化液)。

消化系统的基本生理功能是摄取、转运、消化食物和吸收营养、排泄废物,这些生理功能的完成有利于整个胃肠道协调的生理活动。食物的消化和吸收,供机体所需的物质和能量,食物中的营养物质,除维生素、水和无机盐可以被直接吸收利用外,蛋白质、脂肪和糖类等物质均不能被机体直接吸收利用,需在消化管内被分解为结构简单的小分子物质,才能被吸收利用。食物在消化管内被分解成结构简单、可被吸收的小分子物质的过程就称为消化。这种小分子物质透过消化管黏膜上皮细胞进入血液和淋巴液的过程就是吸收。对于未被吸收的残渣部分,消化道则通过大肠以粪便形式排出体外。

在消化过程中,就化学分解而言,由消化腺所分泌的各种消化液,将复杂的各种营养物质分解为肠壁可以吸收的简单的化合物,如糖类分解为单糖、蛋白质分解为氨基酸、脂类分解为甘油及脂肪酸;然后这些分解后的营养物质被小肠(主要是空肠)吸收进入体内,进入血液和淋巴液。这种消化过程叫化学性消化。机械性消化和化学性消化两功能同时进行,共同完成消化过程。

(一) 口腔与食管

口腔是消化道和呼吸系统的入口,其内覆盖有黏膜层,位于两颊、舌下和颌下的唾液腺的腺管都开口于此。舌位于口腔底部,其功能是感觉食物的味道和搅拌食物。口腔后下是咽部。食物味道是由舌表面的味蕾感知的,味觉相对较简单,仅能区别甜、酸、咸和苦味,而嗅觉要复杂得多,可以区别各种微小差异的气味。食物经前方的牙齿(切牙)切断和后面的牙齿(磨牙)嚼碎成为易于消化的小颗粒。唾液腺分泌的唾液带有消化酶覆盖于这些颗粒表面,并开始消化。

在未进食时,唾液的流动可洗掉那些能引起牙齿腐蚀和其他疾病的细菌。唾液还含有一些抗体和酶,如溶菌酶,可分解蛋白质和直接杀灭细菌。吞咽由主动开始,并自动持续下去。吞咽时,一小片肌肉(会厌)关闭,以防止食物经气道(气管)进入肺脏,口腔顶的后部分(软腭)升高,以防止食物进入鼻腔。

食管——一个内覆有黏膜层的薄壁肌肉管道,连接着咽部和胃。食物在食管的推进不是靠重力,而是靠肌肉有节律地收缩和松弛,称为蠕动。

(二) 胃

胃是一个大的蚕豆形肌性空腔脏器,包括三部分:贲门、胃体和胃窦。食物通过能开闭的环状肌肉(括约肌),从食管进入胃内。此括约肌能防止胃内容物反流到食管。通过蠕动搅磨食物,使食物与胃液充分混合。胃是储存食物的器官,可有节律地收缩,并使食物与酶混合。胃表面的细胞分泌三种重要物质:黏液、盐酸和胃蛋白酶(一种能分解蛋白质的酶)前体。黏液覆盖于胃的表面,保护其免受盐酸和酶的损伤。任何原因造成此黏液层破坏,如幽门螺杆菌感染或阿司匹林都能导致损伤,发生胃溃疡。盐酸提供了一种胃蛋白酶分解蛋白所需要的高酸环境。胃内高酸还能杀灭大多数细菌而成为一种抵御感染的屏障。到达胃的神经冲动、胃泌素(胃释放的一种激素)和组胺(胃释放的一种活性物质)都能刺激胃酸的分泌。胃蛋白酶大约能分解食物中 10％的蛋白质,它是唯一能消化胶原的酶。胶原是一种蛋白质,是肉食的一种主要成分。仅有少数几种物质,如酒精和阿司匹林能从胃直接吸收,但仅能少量吸收。

(三) 小肠

胃运送食物到第一段小肠即十二指肠。经幽门括约肌进入十二指肠的食物量受小肠消化能力的调节。若食物已充满,则十二指肠会发出信号使胃停止排空。十二指肠接受来自胰腺的胰酶和来自肝脏的胆汁。这些消化液通过奥迪括约肌的开口进入十二指肠,它们在帮助食物消化和吸收中起着重要作用。肠道通过蠕动来搅拌食物,使其与肠的分泌液混合,也有助于食物消化和吸收。十二指肠最开始的 10 cm 左右表面光滑,其余部分都有皱褶、小突起(绒毛)和更小的突起(微绒毛)。它们显著地增加了十二指肠表面面积,有利于营养物质的吸收。

位于十二指肠以下的其余小肠分为两部分,即空肠和回肠,前者主要负责脂肪和其他营养物质的吸收。同样,肠表面的皱褶、绒毛和微绒毛所形成的巨大表面积使其吸收功能大大增强。小肠壁血供丰富,它们运载着肠道吸收的营养物质经门静脉到达肝脏。肠壁分泌的黏液能润滑肠道及其内容物,水分能帮助溶解食物片段。小肠还释放少量的酶,以消化蛋白、糖和脂肪。肠内容物的稠度随其在小肠中的运行而逐渐改变。在十二指肠时,肠液被迅速泵出以稀释胃酸。当肠内容物经过下段小肠时,由于水、黏液、胆汁和胰酶的加入而变得更加稀薄。

(四)胰腺

胰腺有两种基本的组织成分:分泌消化酶的胰腺腺泡和分泌激素的胰岛。消化酶进入十二指肠,而激素进入血液。消化酶由胰腺腺泡产生,再经各种小管汇集到胰管,后者在奥迪括约肌处加入胆总管,故胰酶与胆汁在此处汇合,再一并流入十二指肠。胰腺分泌的酶能消化蛋白质、碳水化合物和脂肪。分解蛋白质的酶是以无活性的形式分泌出来的,只有到达肠腔时才被激活。胰腺还分泌大量的碳酸氢盐,通过中和从胃来的盐酸保护十二指肠。

胰腺分泌的激素有三种:胰岛素[作用是降低血中糖(血糖)的水平];胰高血糖素(作用是升高血糖水平);生长抑素(抑制上述两种激素的释放)。

(五)肝脏

肝脏是一个有多种功能的大器官,仅某些功能与消化有关。食物的营养成分被吸收进入小肠壁,而小肠壁有大量的微小血管(毛细血管)供血。这些毛细血管汇入小静脉、大静脉,最后经门静脉进入肝脏。在肝脏内,门静脉分为许许多多细小的血管,流入的血液即在此进行处理。

肝脏对血液的处理有两种形式:清除从肠道吸收来的细菌和其他异物;进一步分解从肠道吸收来的营养物质,使其成为身体可利用的形式。肝脏高效率地进行这种身体所必需的处理过程,使富含营养物质的血液流入体循环。肝脏产生的胆固醇占全身胆固醇的一半,另一半来自食物。肝脏产生的胆固醇大约80%用于制造胆汁。肝脏也分泌胆汁,储存于胆囊供消化时用。胆汁无法起到消化作用,但可以促进脂肪乳化,有利于脂肪的消化和吸收。

(六)胆囊与胆道

胆汁流出肝脏后,经左右肝管流入二者合并而成的肝总管。肝总管与来自胆囊的胆囊管汇合成胆总管。胰管就是在胆总管进入十二指肠处汇合到胆总管的。

未进餐时,胆盐在胆囊中浓缩,仅有少量胆汁来自肝脏。当食物进入十二指肠时,通过一系列的激素和神经信号引起胆囊的收缩,胆汁则被排入十二指肠,并与食物混合。胆汁有两个重要功能:帮助脂肪消化和吸收;使体内的一些废物排出体外,特别是红细胞衰老破坏所产生的血红蛋白和过多的胆固醇。胆汁具有以下特别作用:胆盐增加了胆固醇、脂肪和脂溶性维生素的溶解性,从而有助于它们的吸收。胆盐刺激大肠分泌水,从而有助于肠内容物在其中运行。红细胞破坏后的代谢废物胆红素(胆汁中的主要色素)在胆汁中被排出。药物和其他废物在胆汁中排出,随后被排出体外。在胆汁的功能中起重要作用的各种蛋白质也分泌入胆汁。胆盐被重吸收进入小肠壁,继而被肝脏摄取,然后又被分泌进入胆汁。这种胆汁的循环称为肠-肝循环。体内的所有胆盐一天大约循环 10～12 次。在每一次经过肠道时,少量的胆盐会进入结肠,并由细菌将其分解为各种成分,一些成分被再吸收,其余随粪便排出体外。

(七) 大肠

大肠由升结肠(右侧)、横结肠、降结肠(左侧)和乙状结肠组成,后者连接直肠。阑尾是一较小的、手指状小管,突出于升结肠靠近大肠与小肠连接的部位。大肠也分泌黏液,并主要负责粪便中水分和电解质的吸收。

肠内容物到达大肠时是液体状,但当它们作为粪便到达直肠时通常是固体状。生长在大肠中的许多细菌能进一步消化一些肠内容物,有助于营养物质的吸收。大肠中的细菌还能产生一些重要物质,如维生素 K。这些细菌对健康肠道的功能是必需的。一些疾病和抗生素能破坏大肠中各种细菌间的平衡,产生炎症,导致黏液和水分泌的增加,引起腹泻。

(八) 直肠与肛门

直肠是紧接乙状结肠下面的管腔,止于肛门。通常,由于粪便储存于降结肠内,故直肠腔是空的。当降结肠装满后,粪便就会排入直肠,引起便意。成人和年长儿童可忍住便意,一直到他们到达厕所。婴儿和年幼儿童则缺少这种为推迟排便所必需的肌肉控制。

肛门是消化道远端的开口,废物就由此排出体外。肛门,部分由肠道延续而成,部分则由体表所组成,包括皮肤。肛门内面是肠黏膜的延续。肛门的环状肌肉(肛门括约肌)使肛门保持关闭。

二、学前儿童消化系统的特点

(一) 口腔

婴儿口腔黏膜细嫩,供血丰富,唾液腺发育不足,分泌唾液较少,其中淀粉酶含量也不足,出生后 3～4 个月唾液腺发育完全,唾液的分泌量增加,淀粉酶含量也增多。由于婴儿口腔较浅,又不会调节口内过多的唾液,因而表现为流涎现象,即所谓生理性流涎。

(二) 食管、胃

新生儿及乳儿的食管缺乏腺体,食管壁肌肉发育未臻完善,再加之婴儿胃呈水平位,胃的肌层亦发育不全,且贲门较宽,括约肌不发达,其关闭作用不够强,故婴儿易发生呕吐和溢乳。不同月龄的婴儿,胃的容量不同。足月新生儿胃容积为 30~60 mL;3 个月时为 100 mL;1 岁时约为 250 mL。小儿胃排空时间因食物种类的不同而有所差异,水为 1~1.5 小时,母乳为 2~3 小时,牛乳为 3~4 小时。此外,由于人乳中富含脂肪酶,故人乳的脂肪较易消化。

(三) 肠

小儿的肠管较长,总长度约为其身长的 6 倍(成人约为 4 倍)。肠黏膜发育较好,含有丰富的血管及淋巴,全部肠有发育良好的绒毛。由于婴儿的肠黏膜对不完全分解产物,尤其对微生物的通透性较成人和年长人为高,故较易由此引起其他的全身性疾病。肠的肌层发育不足。肠的运动形式有两种,一种是钟摆式运动,它能促进肠内容物的消化和吸收;另外一种是蠕动式的运动,它可以推动食物向下运转。食糜的刺激可增强肠蠕动。食物通过肠道的时间,个体差异很大,从 12~36 小时不等,人工喂养者可延长到 48 小时。

(四) 小儿粪便

新生儿出生后数小时开始排出胎便,呈黑绿或深绿色,黏稠状,无臭味。2~3 天后逐渐过渡为普通婴儿粪便。人乳喂养的婴儿其大便次数较多,每日排便 2~4 次,质较软,呈糊状,偶或稀薄。1 周岁以后,便次可一日一次。人工喂养儿的大便次数较人乳喂养者为少,约每日排便 1~2 次,有的隔日一次,甚至便秘。其原因是牛、羊乳较人乳所含的蛋白质的比率为多,在胃中形成的乳块凝集较大,难于消化,加之小儿肠壁肌层发育不全,肠蠕动力量不够大,造成残糜在肠内停留时间加长,水分被吸收,粪便变得较硬,难于排出。当然,小儿每天排便次数因人而异,多少不等。小儿排便是反射性,只要按时坐盆,在2 岁前后即可养成定时排便的习惯。

三、学前儿童消化系统的保健

一是保持口腔与牙齿的卫生,保护好乳牙。定期检查牙齿,养成饭后漱口、早晚刷牙的习惯;不吃过冷过热的食物,不咬硬物。二是培养良好饮食卫生习惯,让幼儿愉快、安静地进餐。三是做好卫生工作,防止病从口入。四是饭前饭后不做剧烈运动。五是培养定时排便的习惯。

第六节 泌尿系统

一、泌尿系统概述

泌尿系统是排泄系统的一部分,负责尿液的产生、运送、储存与排泄。泌尿系统包括左右两颗肾脏、左右两条输尿管、膀胱、内外两道括约肌,以及尿道。泌尿系统的主要功能为排泄。排泄是指机体代谢过程中所产生的各种不为机体所利用或者有害的物质向体外输送的生理过程。被排出的物质一部分是营养物质的代谢产物;另一部分是衰老的细胞破坏时所形成的产物。此外,排泄物中还包括一些随食物摄入的多余物质,如多余的水和无机盐类。

肾单位是肾结构和功能的基本单位。每个肾脏大约有 100 万~150 万个肾单位。每个肾单位都包括肾小球、肾小囊和肾小管三个部分,而肾小球和肾小囊组成肾小体。肾小球与肾小囊主要分布在肾脏的皮质部分。

(一) 肾小球

肾小球是一个由数十条毛细血管弯曲盘绕形成的血管球,外包围着肾小囊,血液从入球小动脉流入肾小球,由出球小动脉流出肾小球。肾小球有滤过作用,滤过血液中的血细胞和大分子蛋白质,其余部分形成原尿,不可滤过葡萄糖。肾小球主要分布在肾脏的皮质部分,流经动脉血,不进行物质交换。

(二) 肾小囊

肾小囊很薄,其内紧贴着肾小球,内外两层之间有一层囊腔,主要分布在肾脏的皮质部分。作用是暂时储存原尿。血液是被肾小球和肾小囊壁过滤的。

(三) 肾小管

肾小管弯曲细长,主要分布在肾脏的髓质部分,外面有与出球小动脉相连接的毛细血管网,大量的肾小管汇集成一些较大的管道通入肾盂。肾小管有重吸收作用,吸收原尿中全部葡萄糖以及大部分水和部分无机盐,并把这些吸收来的物质送回到包绕在肾小管外面的毛细血管中,(血液在这里进行气体交换,这些毛细血管最后汇集成肾静脉)余下的部分水、无机盐以及尿素等物质形成尿液。

二、学前儿童泌尿系统的特点

一是肾功能较成人差。二是膀胱贮尿机能差,排尿次数多。三是尿道短,易发生上行性泌尿道感染。

三、学前儿童泌尿系统的保健

(一)养成及时排尿习惯

教师应注意培养幼儿及时排尿的习惯,不要让幼儿长时间憋尿。6个月左右的婴儿,可在成人帮助下训练坐盆,1岁时即可主动坐盆排尿。不要让婴幼儿长时间坐便盆,以免影响正常的排尿反射。

(二)保持会阴部卫生、预防泌尿道感染

一是让幼儿养成每晚睡前清洗外阴的习惯。要有专用毛巾、洗屁股盆,不要用洗脚水洗外阴,毛巾要经常消毒。二是1岁以后活动自如的幼儿就可穿封裆裤。教育幼儿不要坐地。三是每天适量喝水,既可满足机体新陈代谢的需要,及时排泄废物,又可通过排尿起到清洁尿道的作用。四是教会幼儿大便后擦屁股要从前往后擦,以免粪便中的细菌污染尿道。五是托幼园所的厕所、便盆应每天消毒。

第七节　生殖系统

一、生殖系统概述

生殖系统是指在复杂生物体上任何与有性繁殖及组成生殖系统有关的组织。人类及大部分哺乳动物的生殖系统主要有:男性(雄性):阴茎、睾丸、附睾、阴囊、前列腺、精液、尿道球腺等;女性(雌性):阴蒂、阴道、阴唇、子宫、输卵管、卵巢、前庭小腺、前庭大腺等。

(一)男性内生殖器

1. 睾丸

睾丸是男性生殖腺,左右各一,呈卵圆形,由精索将其悬吊于阴囊内,长约

4～5 cm，厚约 3～4 cm，各重 15g 左右。睾丸是产生雄性生殖细胞（即精子）的器官，也是产生雄性激素的主要内分泌腺。

睾丸内部结构：睾丸表面有一层厚的致密结缔组织膜，称白膜。白膜的内方为疏松的结缔组织，内有丰富的血管，称血管膜。睾丸的白膜在其背侧增厚，并向睾丸内陷入，构成睾丸纵隔。纵隔呈放射状伸入睾丸实质，把睾丸分成若干小叶。每个小叶内含有 1～3 个弯曲的曲细精管，它在小叶顶端汇合成为一个短而直的精直小管，进入纵隔，在纵隔内这些小管彼此吻合成网，形成睾丸网。由睾丸网发出 12～13 条弯曲的小管，称睾丸输出管，它们穿出白膜进入附睾头中。精直小管中有间质细胞可以分泌雄性激素，促进男性生殖器官和男性第二性征的发育及维持。曲细精管上皮细胞具有产生精子的作用，曲细精管互相结合成直细精管，是精子输送的管道系统，最后汇集、合成一条管，进入附睾头部，通过输精管排出体外。

2. 附睾

附睾是附睾管在睾丸的后缘盘曲而成，小管之间有纤细的纤维组织和蜂窝组织，分头、体、尾三部分。睾丸头由输出管构成，管壁由假复层柱状上皮构成，含有两种细胞，一种是有纤毛柱状上皮；另一种是砥柱状的分泌细胞。细胞高矮交互排列，所以管腔不规则而成锯齿状。附睾的体尾是由附睾管组成，此管由假复层柱状纤毛上皮构成，上皮高矮一致，所以管腔规则。附睾外形细长呈扁平状，又似半月形，左右各一，约长 5 cm，附于睾丸的后侧面。附睾有储存和排放精子、促使精子成熟和分泌液体供给精子营养的作用。上述生理功能是通过附睾上皮细胞的吸收、分泌和浓缩机能来完成的。

3. 精索、输精管及射精管

精索：是从睾丸上端至腹股沟管腹环之间的圆索状物。精索起于腹股沟内环，终止于睾丸后缘，为系悬睾丸和附睾的柔软带，左右各一，全长约 14 cm 左右。精索内包含有输精管、动脉、静脉、神经及蜂窝组织。动脉有睾丸动脉、输精管动脉及提睾肌动脉。静脉为蔓状丛。精索是睾丸、附睾及输精管血液、淋巴液循环通路，也是保证睾丸的生精功能及成熟精子输送的主要途径。

输精管是精索内的主要结构之一，起于附睾尾部，经腹股沟管入骨盆腔。输精管于输尿管与膀胱之间向正中走行，其末端膨大扩张形成输精管壶腹，最后与精囊管相汇合。其末端与精囊腺的排泄管汇合成射精管，穿过前列腺，开口于尿道。管壁厚，全长约 40～46 cm，直径约 2～3 mm。输精管是精子从附睾被输送到前列腺部尿道的唯一通路。

射精管是输精管壶腹与精囊管汇合之后的延续。射精管很短,长仅为 2 cm 左右,管壁很薄。

4. 精囊腺、前列腺和尿道球腺

精囊腺为一对扁平长囊状腺体,左右各一,表面凹凸不平呈结节状,位于输精管末端外侧和膀胱的后下方,其末端细小为精囊腺的排泄管,与输精管的末端汇合成射精管,在尿道前列腺部开口于尿道。精囊长约 4~5 cm,宽约 2 cm,容积约为 4 mL。精囊为屈曲状的腺囊,其分泌液主要为精浆液,占精液的70%左右,对精子的存活有重要作用。

前列腺为一个栗子状的腺体,有中间凹陷沟,左右两侧隆起,底向上与膀胱连接,尖向下抵尿生殖膈上筋膜。重约18g。前列腺能分泌前列腺液,主要为精浆液,含有多种微量元素及多种酶类。在精阜近端,平滑肌加强,称为前列腺前括约肌,具有防止逆行射精的功能。

尿道球腺左右各一,位于尿生殖膈上下筋膜之间的会阴深囊内,开口于球部尿道近端。可分泌少量液体,为精浆的成分之一。

5. 尿道

男性尿道既有排尿功能,又有排精的功能。长约 12~20 cm。其中有尿道球腺,分泌液体,参与精液的组成,又有性交时润滑阴茎头的作用。

(二) 男性外生殖器

男性与女性生殖区域的一大差别是,男性有两个开口,一个是在阴茎顶端排出尿液与精液的口,另外一个是在阴囊后的肛门口;而女性有三个口:尿道口、阴道口和肛门口。男性生殖器官也分内、外生殖器官两部分。外生殖器官包括阴阜、阴囊和阴茎。

1. 阴阜

阴阜为耻骨前方的皮肤和丰富的皮下脂肪组织。成年人皮肤上有阴毛,皮下组织有皮脂腺和汗腺。青壮年时阴阜显著隆起,中年以后脂肪组织减少下陷,老年则萎缩变平。青春期的阴毛发生是男性第二性征的标志之一,雄激素的缺乏表现为阴毛稀少或不发育。

2. 阴茎

男性外生殖器中最明显的是阴茎,包括阴茎轴及龟头。阴茎具有排尿、性交、射精三大功能。从外形上看,阴茎有松弛和勃起两种状态。阴茎后部为阴茎根、中部为阴茎体呈圆柱形,体的前端膨大部为阴茎头(或称龟头)。阴茎尖端有尿道外口。阴茎的头亦称为龟头,含有海绵组织,尿道口就位于龟头内。在阴茎轴与龟头之间是冠状沟。龟头、冠状沟与系带都充满神经末梢,对刺激是很敏感的。

3. 阴囊

阴囊位于会阴之间,是由皮肤、肌肉等构成的柔软而富有弹性的袋状囊,把睾丸、附睾、精索等兜在腹腔外、两胯间。阴囊内有阴囊隔,将阴囊内腔分成左右两部,各容纳一个睾丸和附睾。当遇冷、运动或性刺激时,阴囊的肌肉就会收缩,拉高阴囊内的睾丸,以便靠近身体。阴囊的主要功能有保护睾丸、调节温度、有利于精子的产生和贮存等。

(三) 女性内生殖器

1. 卵巢

呈卵圆形,左右各一,位于盆腔内子宫的两侧,呈扁椭圆形结构。它的功能是产生成熟的卵子和分泌女性激素(雌激素和孕激素)。雌激素能促进女性生殖器官的生长发育和第二性征的出现。孕激素(也称黄体酮)能促进子宫内膜的生长,从而保证受精卵的植入和维持妊娠。

2. 输卵管

连于子宫底两侧,是输送卵子进入子宫的弯曲管道,长约 10～12 cm,管的末端开口于腹膜腔,开口的游离缘有许多指状突起,称为输卵管伞,覆盖于卵巢表面。近子宫端较细部分称为峡部,外侧扩大部分称为壶腹部(为卵子受精部位)。输卵管管壁亦由黏膜、肌层及外膜三层组成。黏膜上皮为单层柱状纤毛上皮。纤毛具有摆动功能。肌层的蠕动及纤毛的摆动有助于受精卵进入子宫腔内。

3. 子宫

子宫位于骨盆腔内,在膀胱与直肠之间,形状似倒置的梨子,前后略扁。上端宽大,高出于输卵管内口的部分称子宫底,中间膨大部分为子宫体,下端变细呈圆柱形,为子宫颈,其末端突入阴道内。子宫体与子宫颈之间稍细部叫子宫峡部。子宫体内有一个三角形腔隙,称子宫腔,腔的上部与输卵管相通,下部与子宫颈管相通。

4. 阴道

阴道为肌性管道,长约 6～8 cm。阴道前壁紧贴膀胱和尿道,后壁与直肠相邻。阴道上端包绕子宫颈的下部,二者间形成环形凹陷叫阴道穹窿。阴道后穹窿较深。阴道下部开口于阴道前庭。阴道为性交器官及月经血排出与胎儿娩出的通道。正常情况下,阴道黏膜呈粉红色,能渗出少量液体,与子宫的一些分泌物共同构成"白带",以保持阴道湿润;同时因为其呈弱酸性,可以防止致病细菌在阴道内繁殖,所以阴道具有自净作用。

(四) 女性外生殖器

1. 大、小阴唇及阴道前庭

女性外阴(外生殖器叫外阴)最外侧的皮肤形成一对皱襞,为大阴唇。大阴唇内侧有一对小阴唇,两侧小阴唇之间的凹陷部分,叫阴道前庭。阴道前庭的前半部有尿道开口,后半部有阴道开口,在阴道口处有一层膜称处女膜,阴道口的两侧有前庭大腺,分泌液体,具有滑润作用,如有感染时则肿大。

2. 阴阜

在耻骨联合前方,此处富于皮下脂肪,到性成熟期常有阴毛。

3. 阴蒂

在阴道前庭的前端、两侧小阴唇之间,是一种海绵体组织,富于神经末梢。这是最重要的性感区,对此器官进行爱抚会引起强烈的性反应。

4. 会阴

阴道与肛门的中间部分为会阴。阴部卫生是健康的需要,包括外阴保洁、性器官保健、性病防治、性器官病及时诊治、有关性器官的意外应急等。生活方式对生殖健康也有很大影响,这反映在是否正确饮食、起息和着装上。对生殖器官的锻炼也很重要,可以通过气功、肌肉收缩训练、合理的性爱等增强性器官的功能。

5. 外阴保洁

外阴保洁是指保持外阴的清洁,在任何时候,防患于未然都最重要。女性备好自己的专用清洗盆和专用清洗用具、毛巾。清洗用具在使用前要洗净,毛巾使用后要晒干或在通风处晾干,最好在太阳下曝晒,有利于杀菌消毒。因毛巾日久不见阳光,容易滋生细菌和真菌。

二、幼儿生殖系统的特点及卫生保健

(一) 提高自我保护意识

婴幼儿期是性心理发育的关键时期,3岁左右幼儿常会提问"为什么他站着小便"之类的问题;5～6岁时可出现恋父、恋母的情感,并提出"我是怎么来的"之类的问题。婴幼儿期是形成性角色、发展性心理的关键期。教师应注意对幼儿进行科学、随机的性教育,使幼儿形成正确的性别自我认同,并提高自我保护意识,防范性侵害。

（二）保持外生殖器官的卫生

让幼儿养成每天清洗外阴部的习惯。若幼儿出现玩弄生殖器的现象,或出现"习惯性擦腿动作",成人不要责骂幼儿,要以有趣的事情吸引其注意力。应查明幼儿出现这类行为的原因,并作出正确的引导。

第八节　内分泌系统

一、内分泌系统概述

内分泌系统由内分泌腺和分布于其他器官的内分泌细胞组成。内分泌腺是人体内一些无输出导管的腺体,人体主要的内分泌腺有:甲状腺、甲状旁腺、肾上腺、垂体、松果体、胰岛、胸腺和性腺等。内分泌细胞的分泌物称激素,大多数内分泌细胞分泌的激素通过血液循环作用于远处的特定细胞,少部分内分泌细胞的分泌物可直接作用于邻近的细胞,此称为旁分泌。内分泌腺的结构特点是:腺细胞排列成索状、团状或围成泡状,不具排送分泌物的导管,毛细血管丰富。

内分泌细胞分泌的激素,按其化学性质分为含氮激素(包括氨基酸衍生物、胺类、肽类和蛋白质类激素)和类固醇激素两大类。分泌含氮激素细胞的超微结构特点是:胞质内含有与合成激素有关的粗面内质网和高尔基复合体,以及有膜包被的分泌颗粒等。分泌类固醇激素细胞的超微结构特点是:胞质内含有与合成类固醇激素有关的丰富的滑面内质网,但不形成分泌颗粒;线粒体较多,其嵴多呈管状;胞质内还有较多的脂滴,其中的胆固醇等为合成激素的原料。

每种激素作用于一定器官或器官内的某类细胞,称为激素的靶器官或靶细胞。靶细胞具有与相应激素相结合的受体,受体与相应激素结合后产生效应。含氮激素受体位于靶细胞的质膜上,而类固醇激素受体一般位于靶细胞的胞质内。

许多器官虽非内分泌腺体,但含有内分泌功能的组织或细胞,例如脑(内啡肽、胃泌素、释放因子等)、肝(血管紧张素原、25 羟化成骨固醇等)、肾脏(肾素、前列腺素、1-25 羟成骨固醇等)等。同一种激素可以在不同组织或器官合成,如生长抑素(下丘脑、胰岛、胃肠等)、多肽性生长因子(神经系统、内皮细胞、血小板等)。神经系统与内分泌系统生理学方面关系密切,例如下丘脑中部即为神经内分泌组织,可以合成抗利尿激素、催产素等,沿轴突贮存于垂体后叶。鸦片多肽既作用于神经系统(属神经递质性质),又作用于垂体(属激素性质),二者在维持机体内环境稳定方面又互相影响和协调。例如保持血糖稳定的机制中,即有内分泌方面的激素如胰岛素、胰高血糖素、生长激素、生长抑素、肾上腺皮质激素等的作用,也有神经系统如交感神经和副交感神经的参与。所以只有在神经系统和内分泌系统均正常时,才能使机体内环境维持最佳状态。

二、学前儿童内分泌系统的特点

学前儿童主要的内分泌腺有脑垂体、松果体、甲状腺、肾上腺等。内分泌腺分泌的激素由腺体直接渗入血液,随血液循环到全身而发挥作用。激素在体内含量少,其浓度在血液中仅有百分之几微克以下,但对人体的新陈代谢、生长发育和生殖等生理过程起着至关重要的作用。

(一) 脑垂体的发育

脑垂体位于脑底部蝶骨体上面的垂体窝内,与下丘脑相连。依据其发生和结构特点,可分为腺垂体(前叶)和神经垂体(后叶)两部分。腺垂体分泌的生长激素能促进人体的生长发育,是从出生到青春期影响生长发育的最重要的激素。生长素能促进机体内蛋白质的合成,加速骨的生长,使人长高。生长素白天分泌少,夜间分泌多。儿童时期如果此种激素分泌不足,则生长迟缓,可患侏儒症,身材矮小但一般智力正常;如果此种激素分泌过多,则生长速度过快,可患巨人症。腺垂体还能分泌多种促激素,如促甲状腺激素、促肾上腺皮质激素、促性腺激素等,它们互相作用,调节着相关腺体的生理活动。神经垂体的分泌功能主要是接受来自下丘脑的抗利尿素和催产素,对尿液分泌和子宫收缩起调节作用。如果抗利尿素分泌过少,可患尿崩症。

(二) 松果体的发育

松果体又叫脑上腺,位于背侧丘脑的后上方,呈松子形,五六岁以前发达,七岁左右开始萎缩,腺细胞逐渐消失。松果体分泌的激素可抑制性成熟,防止性早熟。

（三）甲状腺的发育

甲状腺位于颈前部，呈"H"形，分左右两叶和中间的峡部，可随吞咽上下移动。甲状腺是人体最大的内分泌腺，于青春期腺体发育最快，机能也达最高峰。甲状腺能合成并释放甲状腺激素。甲状腺激素的主要作用是促进机体的新陈代谢，维持机体正常生长发育，特别是对骨骼和神经的发育有重要作用。甲状腺分泌功能低下或亢进，可引起机体发育异常。儿童时期如果甲状腺机能不足，可发生呆小症，其骨骼生长停止，头骨发育过早停顿，大脑不发达，智力低下，性发育停滞；如果分泌过多，可患甲状腺功能亢进症，即"甲亢"，主要表现为基础代谢率增高，如食欲大量增加、消瘦、低热、失眠、紧张、焦虑烦躁、心跳加快、多汗、易怒等。

（四）肾上腺的发育

肾上腺位于肾上端内侧，左右各一。肾上腺包括皮质和髓质两部分，彼此功能各异。肾上腺皮质分泌的激素主要有糖皮质激素、盐皮质激素和性激素。前两种激素主要调节体内的水、盐代谢及糖、脂肪、蛋白质的代谢。性激素调节性器官和第二性征的发育，同时能增强机体对有害刺激（如过敏、炎症等）的耐受力。髓质主要分泌肾上腺素和去甲肾上腺素。它们与心血管系统、淋巴系统及中枢神经系统的兴奋、内脏平滑肌的松弛、肝糖原的分解及维护体液平衡等有着密切关系。

三、学前儿童内分泌系统的保健

一是积极组织幼儿锻炼身体，增强体质，合理组织幼儿睡眠，促进儿童内分泌系统正常发育。二供给科学的膳食，丰富、合理的营养搭配，可以促进幼儿内分泌腺体机能的提高。如合理使用加碘食盐，最好家里备有不加碘的食盐，混合使用最好。三是不盲目服用营养品，防止幼儿早熟。

第九节　神　经　系　统

一、神经系统概述

神经系统是人体内起主导作用的功能调节系统。人体的结构与功能均极为复杂,体内各器官、系统的功能和各种生理过程都不是各自孤立地进行,而是在神经系统的直接或间接调节控制下,互相联系、相互影响、密切配合,使人体成为一个完整统一的有机体,实现和维持正常的生命活动。同时,人体又是生活在经常变化的环境中,神经系统能感受到外部环境的变化,对体内各种功能不断进行迅速而完善的调整,使人体适应体内外环境的变化。可见,神经系统在人体生命活动中起着主导的调节作用,人类的神经系统高度发达,特别是大脑皮层不仅进化成为调节控制人体活动的最高中枢,而且进化成为能进行思维活动的器官。因此,人类不但能适应环境,还能认识和改造世界。

神经系统由中枢部分及其外周部分所组成。中枢部分包括脑和脊髓,分别位于颅腔和椎管内,两者在结构和功能上紧密联系,组成中枢神经系统。外周部分包括12对脑神经和31对脊神经,它们组成外周神经系统。外周神经分布于全身,把脑和脊髓与全身其他器官联系起来,使中枢神经系统既能感受内外环境的变化(通过传入神经传输感觉信息),又能调节体内各种功能(通过传出神经传达调节指令),以保证人体的完整统一及其对环境的适应。神经系统的基本结构和功能单位是神经元(神经细胞),而神经元的活动和信息在神经系统中的传输则表现为一定的生物电变化及其传播。例如,外周神经中的传入神经纤维把感觉信息传入中枢,传出神经纤维把中枢发出的指令信息传给效应器,都是以神经冲动的形式传送的,而神经冲动就是一种称为动作电位的生物电变化,是神经兴奋的标志。

中枢神经通过周围神经与人体其他各个器官、系统发生极其广泛复杂的联系。神经系统在维持机体内环境稳定,保持机体完整统一性及其与外环境的协调平衡中起着主导作用。在社会劳动中,人类的大脑皮层得到了高速发展和不断完善,产生了语言、思维、学习、记忆等高级功能活动,使人不仅能适应环境的变化,而且能认识和主动改造环境。内、外环境的各种信息,由感受器接受后,通过周围神经传递到脑和脊髓的各级中枢进行整合,再经周围神经控制和调节机体各系统器官的活动,以维持机体与内、外界环境的相对平衡。神经系统是由神经细胞(神经元)和神经胶质所组成。

人体各器官、系统的功能都是直接或间接处于神经系统的调节控制之下,神经系统是整体内起主导作用的调节系统。人体是一个复杂的机体,各器官、系统的功能不是孤立的,它们之间互相联系、互相制约;同时,人体生活在经常变化的环境中,环境的变化随时影响着体内的各种功能。这就需要对体内各种功能不断作出迅速而完善的调节,使机体适应内外环境的变化。实现这一调节功能的系统主要就是神经系统。

(一)神经系统的基本结构

神经系统是由脑、脊髓、脑神经、脊神经和植物性神经,以及各种神经节组成,能协调体内各器官、各系统的活动,使之成为完整的一体,并与外界环境发生相互作用。

1. 神经元(神经细胞)

神经元是一种高度特化的细胞,是神经系统的基本结构和功能单位,它具有感受刺激和传导兴奋的功能。神经元由细胞体和突起两部分构成。胞体的中央有细胞核,核的周围为细胞质,胞质内除有一般细胞所具有的细胞器如线粒体、内质网等外,还含有特有的神经原纤维及尼氏体。神经元的突起根据形状和机能又分为树突和轴突。树突较短,但分支较多,它接受冲动,并将冲动传至细胞体,各类神经元树突的数目多少不等,形态各异。每个神经元只发出一条轴突,长短不一,胞体发出的冲动则沿轴突传出。

根据突起的数目,可将神经元从形态上分为假单极神经元、双极神经元和多极神经元三大类。假单极神经元:胞体在脑神经节或脊神经节内。由胞体发出一个突起,不远处分两支,一支至皮肤、运动系统或内脏等处的感受器,称周围突;另一支进入脑或脊髓,称中枢突。双极神经元:由胞体的两端各发出一个突起,其中一个为树突,另一个为轴突。多极神经元:有多个树突和一个轴突,胞体主要存在于脑和脊髓内,部分存在于内脏神经节。

根据神经元的功能,可分为感觉神经元、运动神经元和联络神经元。感觉神经元又称传入神经元,一般位于外周的感觉神经节内,为假单极或双极神经元,感觉神经元的周围突接受内外界环境的各种刺激,经胞体和中枢突将冲动传至中枢;运动神经元又名传出神经元,一般位于脑、脊髓的运动核内或周围的植物神经节内,为多极神经元,它将冲动从中枢传至肌肉或腺体等效应器;联络神经元又称中间神经元,是位于感觉和运动神经元之间的神经元,起联络、整合等作用,为多极神经元。

2. 神经纤维

神经元较长的突起(主要由轴突)及套在外面的鞘状结构,称神经纤维。在中枢神经系统内的鞘状结构由少突胶质细胞构成,在周围神经系统的鞘状结构则是由神经膜细胞(也称施万细胞)构成。神经纤维末端的细小分支叫神经末梢。

3. 突起

神经元间的联系方式是互相接触,而不是细胞质的互相沟通。该接触部位的结构称为突触,通常是一个神经元的轴突与另一个神经元的树突或胞体借突触发生机能上的联系,神经冲动由一个神经元通过突触传递到另一个神经元。长而分支少的是轴突,短而呈树枝状分支的是树突。

4. 神经胶质

神经胶质的数目是神经元的 10~50 倍,突起无树突、轴突之分,胞体较小,胞浆中无神经原纤维和尼氏体,不具有传导冲动的功能。神经胶质对神经元起着支持、绝缘、营养和保护等作用,并参与构成血脑屏障。

5. 神经冲动

神经冲动就是动作电位,在静息状态下(即没有神经冲动传播的时候)神经纤维膜内的电位低于膜外的电位,即静息电膜位是膜外为正电位,膜内为负电位,也就是说,膜属于极化状态(有极性的状态)。在膜上某处给予刺激后,该处极化状态被破坏,叫做去极化。在极短时间内,膜内电位会高于膜外电位,即膜内为正电位,膜外为负电位,形成反极化状态。接着,在短时间内,神经纤维膜又恢复到原来的外正内负状态——极化状态。去极化、反极化和复极化的过程,也就是动作电位——负电位的形成和恢复的过程,全部过程只需数毫秒的时间。神经细胞膜上出现极化状态:由于神经细胞膜内外各种电解质离子浓度不同,膜外钠离子浓度高,膜内钾离子浓度高,而神经细胞膜对不同粒子的通透性各不相同。神经细胞膜在静息时对钾离子的通透性大,对钠离子的通透性小,膜内的钾离子扩散到膜外,而膜内的负离子却不能扩散出去,膜外的钠离子也不能扩散进来,因而出现极化状态。

(二) 神经系统的主要功能

一是神经系统调节和控制其他各系统的功能活动,使机体成为一个完整的统一体。二是神经系统通过调整机体功能活动,使机体适应不断变化的外界环境,维持机体与外界环境的平衡。三是人类在长期的进化发展过程中,神经系统特别是大脑皮质得到了高度的发展,产生了语言和思维。人类不仅能被动地适应外界环境的变化,而且能主动地认识客观世界,改造客观世界,使自然界为人类服务,这是人类神经系统最重要的特点。

二、学前儿童神经系统的特点

(一) 生长、发育迅速

1. 单神经细胞的生长发育

从一个单神经细胞来看,其生长发育经历了三个阶段。

(1) 神经细胞增长期

自受精卵在子宫着床,神经细胞就开始生长。在胎儿末期和新生儿初期,皮层细胞的增生、长大和分化达最高峰,以后逐渐减弱。小儿出生后,皮层细胞的数目不再增加(有人认为脑细胞增殖持续到出生后的 6 个月),以后的变化主要是细胞功能日趋成熟与复杂化。

(2) 神经细胞延伸期

孕 4 个月后,神经细胞像蝌蚪一样渐渐长出一条长尾巴。

(3) 髓鞘形成期

出生 4 个月,神经细胞形成分支,这些分支被脂质包裹,像电线包皮一样,一方面起着绝缘作用,使信息传递不会发生混乱;另一方面使信息传递迅速(近音速),使头脑反应灵敏。各部分髓鞘形成的次序依次为:周围神经(感觉神经早于运动神经)、脊髓、延髓、脑桥、中脑、小脑、间脑、大脑。

单个神经细胞的发育完毕,并不等于整个神经系统的发育成熟。众多的神经细胞如果不相互沟通,再多也不过是一盘散沙。

2. 脑整体的生长发育

从脑整体发育来看,每根神经产生大量的分支,这些分支相互交织,形成突触联系,构成复杂的网络。脑的发育也经历了三个阶段。

(1) 第一阶段

0~3 岁,脑神经网络已形成 80%,这是脑发育的黄金时期。出生 6 个月,脑重量比初生时增加 1 倍。2 岁时为初生时的 3 倍,成人的 3/4 倍。3 岁的脑重量是初生时的 3 倍。

(2) 第二阶段

4~7 岁,脑神经网络已形成 90%,孩子个性在此阶段形成。7 岁时的脑重量是初生时的 4 倍。

(3) 第三阶段

7~12 岁,脑的神经网络均已形成,脑的重量与成人脑十分接近。

3. 脑发育是一个"修剪"过程

未使用的连接通道被淘汰,相关的突触消失,神经细胞萎缩或凋亡。活跃的传导通道保留、加强,神经细胞体积增大,代谢旺盛。环境对"连接"通道的刺激频率,决定着哪些通道存留、哪些通道凋亡。所谓某种功能的"关键期",就是执行这些功能的通道的快速接通期。没有接通的神经细胞就会凋亡。

(二)睡眠时间较长

睡眠是一种生理现象。充足的睡眠是身体发育(包括脑发育)所必需的前提条件。整个睡眠过程有两种睡眠时相交替出现,即快波睡眠和慢波睡眠。快波睡眠时,脑电波呈同步化快波,肌肉松弛,间断性眼球快速运动,脑内蛋白质合成加快,有利于新的突触形成,智力发展。做梦是快波睡眠的特征之一。慢波睡眠时,脑电波呈同步化慢波,生长素分泌明显升高,促进生长并有利于体力的恢复。

新生儿每天需要睡眠时间为 18～20 小时;1～6 个月,16～18 小时;7～12 个月,14～15 小时;1～2 岁,13～14 小时;2～3 岁,12 小时;5～7 岁,11 小时;小学生,保证 10 小时;中学生,保证 8 小时。

(三)营养需求量大

神经系统是支配全身的重要系统,因而在胎儿期和出生后,一直是最先发育的。出生时脑的平均重量为 380 g,6 岁时约为 1 300 g,达成人的 90%。营养的充足是脑发育的物质基础。因此,在 6 岁之前对儿童进行头围的测量,对了解其脑部发育状况有重要的意义。

(四)能量需求量多

大脑的能量供应有两个特点:需要氧、需要糖,即大脑只能利用体内的葡萄糖氧化供能。儿童脑细胞的耗氧量约为全身的 50%。在大脑迅速发育时期,缺氧或低血糖可损伤脑细胞,尤其是在出生后的头两年,缺氧、低血糖情况发生越早、越频繁,大脑受损伤的可能性越大,可导致智力落后、生长发育迟缓。对于年长儿童,单纯低血糖不会造成大脑损伤,但可导致注意力、记忆力以及学习能力的下降。

三、学前儿童神经系统的保健

1. 根据幼儿大脑皮层活动规律安排

学期内,学期开始、快结束时的教育内容安排应相对轻松。学期开始时,特别初入园、所的幼儿，由于从家庭生活转入集体生活有一个适应过程，教师和工作人员的语言、态度以及周围的环境要便于形成初步的条件反射，使幼儿情绪安定，逐渐适应集体生活。另外，学期的生活应考虑动静交替、劳逸结合，以保持幼儿大脑的工作效率。

一周内，幼儿每天的工作能力不同。幼儿经过星期六、日两天的休息，疲劳消除，但由于大脑皮层始动调节需要一个过程，星期一的学习能力并不高，星期二才开始升高，星期三、四达到顶峰，以后又逐渐下降。因此，幼儿园的一周计划，在星期一、五安排较为轻松的学习内容，星期三、四可安排难度和强度较大的学习任务，星期三下午安排户外锻炼或娱乐活动，以提高下半周的活动能力。不要在课余、周末给幼儿安排过重的学习任务，否则全周的疲劳不能消除，长此以往会形成过度疲劳。

一日内，幼儿学习能力的变化具有一定的规律。早晨 7～8 时起，神经系统经过一晚的休息，能力逐渐上升，早操和晨间活动可使大脑皮层的机能活动克服"惰性"。到上午 9～10 点达到最高峰，这时精力充沛，大脑处于高度兴奋状态，为最佳用脑时间，可安排幼儿用脑量大的活动。上午 10 点至 11 点，幼儿神经系统兴奋性逐渐降低，此时应安排轻松的游戏。午睡后形成第二高峰，但不如上午旺盛，可安排集中教学。晚上睡觉前可为幼儿安排一些安静的活动，勿使他们过分兴奋而影响入睡。22 点以后幼儿神经活动能力逐渐降至最低点。

一次教学中，根据始动调节原理宜将前 2～3 分钟用于活动组织环节，将重点和难点安排在活动开始后的第 5～20 分钟，中间穿插游戏和放松活动。动静交替进行，避免大脑皮层功能下降，记忆力减退，损害幼儿健康。

2. 保持幼儿良好的活动情趣

保持幼儿良好的活动情趣包括激发幼儿活动兴趣及保持良好的情绪状态。幼儿只有对活动产生兴趣，才能在大脑皮层的相关区域形成优势兴奋。激发幼儿活动兴趣注意保持幼儿对活动的积极态度，不强迫幼儿做不愿做或不感兴趣的事，保护和尊重他们的好奇心。不阻止幼儿做力所能及的事情，以免过多的阻止在大脑皮层形成抑制，导致神经细胞工作失常，兴奋低下。

个体的心理状态尤其是情绪变化对幼儿大脑工作能力的发挥影响很大。积极的情绪是机体动员自身资源去适应外界环境变化的机制。如果幼儿在学习和活动时情绪不安、紧张、焦虑、抑郁、恐惧、过分亢奋，都会加重神经系统的负担,增加大脑能耗,降低大脑活动效率。组织幼儿活动和学习时,应注意保持幼儿稳定、愉快的情绪,避免心理过分紧张和压抑,合理满足他们的各种生理、心理需要,将幼儿的情绪应激调整在适当的水平,以保证较高的工作效率。

3. 建立良好的生活习惯

幼儿年龄越小,机体的可塑性越大,就越容易建立稳固的动力定型。从入园起加强对幼儿学习、生活习惯的培养,使他们生活有规律地按时进行,保证幼儿学习时精力集中,进餐时食欲旺盛,游戏时精力充沛,睡眠时按时入睡,以减少神经细胞的能耗,提高一日生活的效率。一旦幼儿形成不良的习惯,改变时需重新建立新的动力定型,会增加大脑神经细胞的工作负担。

4. 坚持户外活动

幼儿新陈代谢旺盛,耗氧量大。幼儿大脑的耗氧量占全身总耗氧量的50%,脑组织对缺氧的耐受力差。多在户外新鲜空气中活动,可在一定程度上弥补幼儿呼吸机能的缺陷,促进大脑的血液循环和供氧状况,提高大脑对机体的控制能力及反应的灵敏度、准确性,同时可以使不同性质的区域交替兴奋和抑制,避免疲劳。根据《规程》,幼儿园各班每日至少要有两小时的户外活动时间,寄宿制幼儿园不得少于 3 小时,其中包括 1 小时的户外体育活动时间。根据天气状况各项活动应尽可能安排在户外进行。

5. 有足够的休息和睡眠

幼儿的疲劳易产生,也易消除。为避免疲劳,应保证幼儿足够的休息和睡眠。据研究,幼儿每天有 1 小时课程后的活动性休息,以提高学习效率,降低患病率。由于幼儿的年龄、活动和学习性质不同,消除疲劳所需的休息时间也不同。一般认为,多次短时间的休息比一次长时间的休息效果更好。睡眠是大脑皮层保护性抑制过程,能消除神经细胞的疲劳,减少脑组织的能耗。幼儿年龄越小,需要的睡眠时间越长:3~4 岁幼儿每昼夜睡眠时间为 12~13 小时,5~6 岁幼儿每昼夜睡眠时间为 11~12 小时。除保证幼儿的夜间睡眠外,还应安排 2~2.5 小时的午睡。

6. 要有充足的营养

营养对保持大脑工作能力有重要作用。维生素 B_1 有利于保持良好的记忆,减轻脑部疲劳,维生素 C 对脑神经调节有重要作用。摄入充足的蛋白质可增强大脑皮层的兴奋和抑制功能,提高学习效率。葡萄糖是大脑唯一的能量来源,幼儿脑组织对血液中葡萄糖的变化十分敏感,幼儿主食摄入少,血糖不足,将不能满足大脑对能量的需求。如果幼儿营养不良,会影响神经细胞发育,使高级神经活动受到影响,条件反射不易建立,在学习中就会注意力涣散,记忆力减退,反应迟钝,语言发展缓慢。因此,必须注重幼儿的营养,尤其要保证早餐的质量。

第十节 感觉器官

一、视觉器官——眼

(一)眼的结构和功能

眼是人类最重要的感觉器官之一。人眼视觉器官包括眼球和附属器。

1. 眼球

眼球是一个球形器官,分成眼球壁和眼内容物两部分。

(1)眼球壁:分外层、中层、内层。外层称为纤维膜,包括角膜和巩膜,是由致密的胶原纤维、弹力纤维交织而成的结缔组织,眼球的外形由此层决定。眼球壁的中层为葡萄膜,因其有丰富的血管和深浓的色素,如一个剥去外皮的紫葡萄,故名,又称色素膜。葡萄膜分为虹膜、睫状体和脉络膜三部分。内层称视网膜,位于眼球壁的内层,前起于锯齿缘,后止于视乳头,又分为外面的色素上皮层和内面的神经感觉层。

(2)眼内容物:眼内容包括晶状体、房水和玻璃体。

① 晶状体:为一形似双凸透镜的透明组织,厚度 4～5 mm,直径 9～10 mm。有一层囊膜将其包裹,在前囊下有一层上皮细胞,从胚胎期开始就不断地向周边部增生,移位至晶状体赤道部的上皮不断增生并拉长,形成晶状体纤维而加叠于原有纤维的表面,这种生长维持终生。因此中央部的晶状体纤维年龄最大,密度较高,称为晶状体核,而周围部称为晶状体皮质。晶状体由小带悬挂于瞳孔后面,睫状肌收缩时小带松弛,晶状体依靠其本身的弹性而变厚,前后表面的曲度增加,整体屈光度增加,利于看清近处物体,称为调节。

② 房水:为透明如水的体液,由睫状上皮产生,先进入后房。后房为位于虹膜后面、睫状体、晶状体周边部之间的空隙,充满着房水。后房内的房水通过瞳

孔间隙流入前房。前房为角膜后面、虹膜和晶状体前面之间的空隙,也充满着房水。在角膜后面和虹膜前面相交处称为前房角。前房角内充填有环形的小梁网组织,是以胶原纤维构成的有孔薄板为支架,覆盖有内皮细胞。前房水穿过网架间隙,通过内皮细胞的胞饮作用流入施莱姆氏管,再经过集合管流出眼球,注入巩膜静脉丛。房水产生时的动力(主要为睫状上皮的酶系统产生)和流出通道中存在的阻力,使眼球内具有一定的压力,称为眼内压,它对眼球的发育和维持外形极为重要,正常眼压为 2~2.8 kPa。房水对维持无血管的晶状体的代谢极为重要。

③ 玻璃体:为一透明胶样组织,充填于视网膜内的空间,占眼球 4/5 的容积,约为 4.0 mL。玻璃体内水与黏多糖、透明质酸分子交联而成为具有黏稠、有弹性的胶体,有保护视网膜、缓冲震动的功能。玻璃体在锯齿缘前后与视网膜、睫状体平坦部黏着较紧,称为玻璃体基底部。玻璃体中央有一 S 形管,称为克洛凯氏管,为初发玻璃体和玻璃样血管的遗迹。

2. 眼的附属器

眼的附属器包括眼眶、眼睑、结膜、泪器和眼外肌。

(1)眼眶:向前外方开口的骨性圆锥形空腔,其开口缘骨质较厚且坚实,称为眶缘。眼眶上壁与颅前窝相隔,内侧壁和下眶与副鼻窦相邻,外侧壁有坚实的颞肌和颧弓保护。眶的前面开口处有一层致密的纤维膜构成眶隔,是眼睑的基础。眶的后内部称为眶尖,有视神经孔、眶上裂等与颅腔相通;眶下裂与蝶腭窝相通。眶内的神经血管都经由这些孔和缝进入。

(2)眼睑:覆盖于眼眶开口处的软组织,被水平向的睑裂分为上下两份。

(3)结膜:一层薄而透明的黏膜,将眼睑与眼球相结合,为非角化性上皮和其下方的固有层组成。

(4)泪器:分为泪腺及泪道两部分。

(5)眼外肌:眼外肌是司眼球运动的横纹肌,每眼各有 6 条,按其走行方向分直肌和斜肌。直肌 4 条,即上、下、内、外直肌;斜肌两条,是上斜肌和下斜肌。四条直肌均起始于眶尖部视神经孔周围的总腱环。各肌的肌纤维自成一束,包围视神经分别向前展开,附着在眼球赤道前方,距角膜缘不同距离的巩膜上。

(二)学前儿童眼睛的生理特点

一是眼球前后径较短,呈生理性远视,一般到 5~6 岁左右转为正视。二是晶状体弹性大,调节能力强,因此能看清很近的物体。如果幼儿形成不良的用眼习惯,长时间视物过近,则会使睫状肌过度紧张而疲劳,以致使晶状体变凸,形成近视。

(三) 学前儿童眼睛的保育要点

一般来说,在看不同距离、不同亮度的事物时,人眼有一定的调节能力,以使得照在视网膜上的图像尽量清楚。但是过度用眼会增加眼外肌对眼球的压力,尤其是学前儿童的眼球正处于发育阶段,球壁伸展性比较大,长时间的过度用眼更容易引起眼球的发育异常,导致远处的光线经过眼的屈光后,焦点偏离视网膜,造成视力衰退。那么,如何避免这种过度用眼的情况发生呢?

1. 合适的光线亮度

光线不佳(太亮或太暗),特别是在用眼强度很大的学习、工作和生活中环境光线不合适,是影响视力的第一要素。通常,光线不佳主要有三种情况:一是所处环境内的光线本身不合适(如太亮或太暗);二是由于身体姿态(如坐姿或头姿)不正确挡住光线,让本来合适的光线照到目标区域时变暗了;三是光线会变化(如早晚的阳光,多云天气、或阴/雨变化时的自然光,台灯的位置或照射角度变化)。平时一定要避免这些情况,以确保目标区域的光线明亮、柔和,让眼睛始终处于放松状态。如果自己无法判断学习、工作场所的光线亮度是否合适,最好用护眼光度笔做检测。

2. 好的近距用眼姿势

近距离用眼姿势是影响近视眼发生的另一个因素。乘车、躺在床上、或伏案歪头阅读等不良习惯都会增加对眼球调节的频度和幅度负担,应尽量避免。近距离用眼时,最好处于静止状态,坐姿要端正,书本放在距眼 30 cm 左右的地方。如果是看电视,那么离电视的距离是电视对角线的 6 倍以上为宜。

3. 缩短近距用眼时间

除病理因素外,大部分儿童的视力下降是眼睛调节机能的减退。在不佳的环境光线下、长时间近距离用眼,更易导致眼睛调节机能减退,进而导致视力下降,所以也应尽量避免。通常,近距离用眼时,隔 45～60 分钟休息 10～15 分钟。

4. 增加户外活动

多一些户外的活动/运动,在促进眼部血液循环的同时,眼睛会有更多的远眺时间,还可以帮助放松眼部肌肉、神经,其对视力保护作用不言自明。

二、听觉器官——耳

(一) 耳的结构和功能

耳可分为外耳、中耳、内耳三部分。

1. 外耳

外耳包括耳郭、外耳道和鼓膜

外耳道皮肤耵聍腺的分泌物叫耵聍(俗称耳屎),具有保护外耳道皮肤及黏附灰尘、小虫等异物的作用。耵聍会因种族不同而不同。注意不要经常给孩子掏耵聍。耵聍过多,发生耵聍栓塞,注意不要在家里自己去取,要去医院看医生。医生用耳镜在充足的照明下,先把软化耵聍的药滴进去,然后用水冲洗,再用镊子小心地把耵聍夹出来。外耳道的最里面是一层薄膜,只有 0.1 mm 厚,叫鼓膜。

2. 中耳

鼓膜里面是中耳。中耳是一个很小的空腔,约 2 mL,又叫鼓室。鼓室内有三块听小骨(锤骨、砧骨、镫骨)。

3. 内耳

鼓室往里是内耳。内耳感受声音,将神经冲动传入大脑听觉中枢,产生听觉。耳还是平衡器官,内耳的前庭"管理"着人体的平衡。

(二) 听觉的产生及声波传送的方式

声波振动鼓膜则带动听小骨,听小骨把声音放大并传向内耳。内耳感受声音,将神经冲动传入大脑听觉中枢,产生听觉。声波传送有两种方式:一是气导,过程如上所述。绝大多数人都是这种方式。二是骨导,声波除了传入外耳道,还可以振动颅骨,颅骨的振动直接就可以使内耳的淋巴液产生波动,产生声音。在正常情况下,骨导的作用微乎其微。只有在气导减弱的时候(中耳炎),三块听小骨的作用减弱,那么骨导就显得重要了。音叉实验确定耳朵的听力是以何种方式(气导、骨导)为主。正常情况下应该是气导大于骨导。先使音叉振动,放在乳突处,就可以听到声音(骨导);直到声音消失,迅速把音叉放在外耳道口,就又可以听到声音,持续一段时间声音消失(气导)。这说明骨导听不到声音了,但是气导还可以听到,气导大于骨导,属于正常;反之则是异常。

(三) 婴幼儿耳的特点及保育要点

1. 耳郭易生冻疮

耳郭皮下组织很少,血循环差,易生冻疮。虽天暖可自愈,但到冬季不加保护又会复发。

2. 外耳道易生疮

眼泪、脏水流入外耳道,或掏耳屎损伤外耳道,可使外耳道皮肤长疮,因疼痛可影响睡眠。张口及咀嚼时疼痛加剧。更为严重的是,外耳道隔着薄薄的骨头上面就是脑,外耳道的炎症很容易穿过骨板而引起脑的感染。

3. 易患中耳炎

婴幼儿的耳咽管比较短,管腔宽,位置平直,鼻咽部的细菌易经耳咽管进入中耳,引起急性化脓性中耳炎。

4. 对噪声敏感

噪声是使人感到吵闹或为人所不需要的声音。噪声是一种环境污染,可以影响婴幼儿的健康。调查数据表明:噪音能够引起幼儿听力下降。声音应该在50分贝以下。如果孩子生活的环境中声音为60分贝,对幼儿的听力就是一种伤害,影响孩子的睡眠。如果是80分贝,会引起幼儿睡眠不足、烦躁、记忆力衰退。

5. 耳药物中毒

3岁前的幼儿听神经娇嫩,容易受到药物的影响。耳药物致聋的孩子家长和教师要注意:①家族中有因药物致聋的人,带孩子看病时要搞清楚家族病史。②不要有病乱投医。③如果发生耳药物致聋,最初的症状是有耳鸣、嘴唇发麻,要立即看医生,请医生进行调整。

6. 听力监测

家长和教师要了解和掌握孩子的听力情况,进行听力监测。在新生儿时期,一个突发的声音会引起幼儿的睁眼、惊吓反应;3个月左右可以转头寻找声源;6个月左右就能够听别人的言语作出简单的动作;1岁左右就会说出简单的词。家长不要相信"贵人语迟",如果孩子说话晚,一定要去检查。特别是孩子发高烧之后、得中耳炎或者腮腺炎后,一定要给孩子测听力。如果听力下降,应该早治疗,早干预。

三、皮肤

(一) 皮肤的构造和功能

皮肤总重量占体重的5%~15%,总面积为1.5~2 m^2,厚度因人或部位而异,为0.5~4 mm。皮肤覆盖全身,它使体内各种组织和器官免受物理性、机械性、化学性和病原微生物性的侵袭。皮肤具有两个方面的屏障作用：一方面防止体内水分、电解质、其他物质丢失；另一方面阻止外界有害物质的侵入。皮肤保持着人体内环境的稳定，同时皮肤也参与人体的代谢过程。皮肤有几种颜色（白、黄、红、棕、黑色等），主要因人种、年龄及部位不同而异。皮肤由表皮、真皮和皮下组织构成，并含有附属器官（汗腺、皮脂腺、指甲、趾甲）以及血管、淋巴管、神经和肌肉等。皮肤是人体面积最大的器官。一个成年人的皮肤展开面积在 2 m² 左右，重量约为人体重量的 1/20。最厚的皮肤在足底部，厚度达 4 mm，眼皮上的皮肤最薄，只有不到 1 mm。

皮肤的功能主要有以下几种：一是保护功能。皮肤可以防御多种物理、化学、生物性刺激。二是调节体温功能。人体各种生命活动正常进行需要比较恒定的体温做保障，正常体温在 36～37℃左右。皮肤在体温调节方面起着重要作用。三是感觉功能。皮肤内含有丰富的感觉神经末梢，可感受外界的各种刺激，产生各种不同的感觉，如触觉、痛觉、压力觉、热觉、冷觉等。四是分泌与排泄功能。汗腺可分泌汗液，皮脂腺可分泌皮脂。皮脂在皮肤表面与汗液混合，形成乳化皮脂膜，滋润保护皮肤、毛发；皮肤通过出汗排泄体内代谢产生的废物，如尿酸、尿素等。

（二）学前儿童皮肤特点与护理

1. 学前儿童皮肤主要特点

（1）婴儿皮肤的体温调节功能较成人差

体温调节主要通过汗腺和皮肤血管系统来完成，汗腺通过交感神经系统的胆碱能纤维而激活。在出生后的头两年半内，汗腺分泌相对不活跃，可能是因为婴幼儿皮肤的神经网未发育完全。成年人开始出汗的温度，在女性是 32℃，在男性是 29℃，而在新生儿可高达 42℃。因此新生儿抗高热能力差，且易出现汗液潴留形成痱子。

（2）表皮水分丢失值较成人低

经表皮水分丢失是皮肤屏障功能的一个敏感指标，同时关系到角质层的渗透性和皮肤的保水作用。一个完整的皮肤屏障比一个受损的皮肤屏障表皮水分丢失值要低。足月新生儿的表皮水分丢失值较成人低，这表明大部分婴幼儿的皮肤是一个极好的阻止水分丢失的屏障。

（3）婴幼儿的皮肤在防止局部外用药物或有毒物质渗透方面较成人皮肤差

婴幼儿的皮肤容易受到外部刺激的伤害,婴幼儿皮肤脂肪含量高,因此脂溶性物质更易通过皮肤,导致婴幼儿对脂类物质的渗透性较成人高。而且婴幼儿体表面积与体重比例高,所以对外用药物和毒性物质的吸收增高。

（4）对过敏原的免疫应答能力低

婴幼儿免疫系统不完善,对过敏原的免疫应答能力低,而且对一个儿童来说需要 3～5 年的时间才能对一个特殊的过敏原致敏。小儿通常生活在一个相对受保护的环境中,因此较少有机会反复暴露于某个潜在的过敏原下。婴幼儿期常见的皮疹（尿布皮炎和面部皮炎）,通常为原发性刺激性接触皮炎,而非变态反应性接触性皮炎。婴幼儿期体液免疫力和细胞免疫力皆低下,所以婴幼儿易受到微生物的侵犯。

2. 学前儿童皮肤的护理

一是避免接触刺激性或敏感性物质,比如刺激性强的洗涤剂和肥皂;二是减少与环境中过敏物质的接触;三是维持适宜的水分;四是使用油剂或粉剂,以减少摩擦;五是减少有毒化学物品的渗透;六是避免太阳过度的曝晒,规律性地使用物理性防晒剂（半岁以上）。

第二章
学前儿童生长发育与评价

第一节 学前儿童生长发育概述

一、健康的含义

健康是指一个人在身体、精神和社会等方面都处于良好的状态。传统的健康观是"无病即健康",现代人的健康观是整体健康,世界卫生组织提出"健康不仅是躯体没有疾病,还要具备心理健康、社会适应良好和有道德"。因此,现代人的健康内容包括:躯体健康、心理健康、心灵健康、社会健康、智力健康、道德健康、环境健康等。

1978年世界卫生组织(WHO)给健康所下的定义,衡量是否健康的十项标准:

(1) 精力充沛,能从容不迫地应付日常生活和工作的压力而不感到过分紧张。

(2) 精神状态正常。没有抑郁,焦虑,恐惧发作等症状。

(3) 合理饮食,善于休息,睡眠良好。

(4) 应变能力强,能适应环境的各种变化。

(5) 能够抵抗一般性感冒和传染病。

(6) 体重得当,身材均匀,站立时头、肩、臂位置协调。

(7) 眼睛明亮,反应敏锐,眼肌轻松,眼睑不发炎。

(8) 牙齿清洁,无空洞,无痛感;牙龈颜色正常,不出血。

(9) 头发有光泽,无头屑。

(10) 肌肉、皮肤富有弹性,走路轻松有力。

因此,健康不仅仅是指没有疾病或病痛,而是一种身体上、精神上和社会上的完全良好状态。也就是说健康的人要有强壮的体魄和乐观向上的精神状态,并能与其所处的社会及自然环境保持协调的关系和良好的心理素质。

二、学前儿童生长发育的规律

学前儿童生长发育的规律是指群体儿童在生长发育过程中的一般现象。虽然在其生长发育过程中受到环境、营养、体育锻炼、疾病等因素的影响,而出现个体差异,但一般的规律还是存在的。儿童生长发育状况是反映其健康状况的一面镜子,因此,必须了解、研究和掌握儿童生长发育的共同规律,结合各年龄幼儿的具体情况,采取必要的卫生措施,以达到保护、促进、增强和提高幼儿健康水平的目的。

(一) 由量变到质变

儿童的生长发育是由不明显的细小的量变到突然的质变的复杂过程。不仅表现为身高体重的增加,还表现为全身各个器官的逐渐分化、功能的逐渐成熟。量变和质变通常是同时进行的,但各有一定的缓急阶段。例如,消化系统由新生儿到达成人时,各器官在不断长大、长重的同时,结构和机能也逐渐复杂和完善起来。如:小儿的胃容积小,胃腺数目少,分泌液的量少,胃酸的浓度和胃蛋白酶的效能低;随年龄增长,胃容积变大、胃腺数目增多,质也发生了变化,效能也提高了(新生儿只能接受少量流质食物,随着消化器官的发育和结构、机能的加强,逐渐能消化固体食物)。

由此可见,儿童不是成人的缩影。幼儿不仅身体比成人小,而且是一个比较简单的机体。幼儿动作简单,是一个没有成熟、缺少经验的机体,他们对环境的适应和对自身的保护,以及各种知识及能力,都在不断地发展和加强。因此在进行卫生保健、教养工作时,必须结合幼儿生长发育的特点来安排具体措施,绝不能脱离幼儿的实际,以成人的标准来安排幼儿的生活和教育。

(二) 呈现阶段性

儿童的生长发育是有阶段性的,每个阶段各有独有的特点,各阶段按顺序衔接着,不能跳跃。前一阶段为后一阶段的发展打下必要的基础,任何一个阶段的发育受到阻碍都会对下一阶段的发育带来不良影响。例如,出生时只能吃流质,只会躺卧和啼哭,到 1 岁时便能吃多种普通食物,会走路和说单词,这是很明显的变化,但在这之前必须经过一系列的变化。如在说单词之前,必须先学会发音,同时,要学会听懂单词;能吃固体食物之前必先能吃半流质食物;会走路之前必先经过抬头、转头、翻身、直坐、站立等发育步骤。其中任何一个环节产生障碍,都会影响整个婴儿期的发育,并使幼儿前期的发育延迟。

(三)程序性

儿童身体各部分的生长发育有一定的程序,一般遵循由上到下、由近到远、由粗到细、由低级到高级、由简单到复杂的规律。例如,胎儿期的形态发育的顺序:头部领先,其次是躯干,最后为四肢。再如,婴儿期的动作发育的顺序:首先是头部的运动(抬头、转头),以后发展到上肢(取物),再发展到躯干的活动(翻身与直坐),最后发展到下肢的活动(爬立行)。从上肢的发育又可以看出,在初生时,只会无意识地乱动,手几乎不起任何作用;4~5个月时,才能有意识地去拿东西,但这时只会用全手一把抓;到10个月左右才会用指尖去拿东西;要在一岁左右才会灵巧地用两个手指捏起细小的物体。这说明动作是由整个上肢逐渐发展到手指,由身体正中向侧面发展。

(四)生长速度不均衡

儿童身体的生长发育是快慢交替的,因此发育速度曲线并不是随年龄呈直线上升,而是波浪式上升的。在整个生长发育期间,全身和大多数器官、系统有两次生长突增高峰,第一次是在胎儿期,第二次是在青春发育初期,而且女比男大约早两年出现。以身高、体重为例,由胎儿到成人有两个突增阶段:

第一突增阶段:由胎儿中期开始到1周岁。表现为头尾发展规律。胎儿中期(4~6个月),身长增加最快,在这短短的3个月的时间里,约增加27.5 cm,占整个胎儿时期身长增加的1/2多,是一生中身长增加最快的阶段。胎儿后期(7~9个月)皮下脂肪积累很快,这3个月的时间内,体重约增加2 300克,占整个胎儿期体重增长的2/3多,是一生中体重增加最快的阶段。儿童出生后头两年的身体增长速度仍比后几年快些。第一年结束,小儿体重增加(6~7 kg)2倍,身高增加(20~25 cm)1/2,是出生后增长最快的一年。两岁后,增长速度急剧下降,直到青春发育期前,一直保持平稳的、较慢的发育速度。

第二突增阶段:青春发育期,表现为向心发展规律。男孩每年约增加7~9 cm,女孩每年约增加5~7 cm。体重每年平均约增加5~6 kg。以后增长速度又减慢,直到发育成熟。

在生长发育的过程中,身体各部分的生长速度不完全相同,因此身体各部分的增长幅度也不一样。一个人从出生到发育成熟,头部增大了1倍,躯干增长了2

倍,上肢增长 3 倍,下肢增长 4 倍。头部增长最少,下肢增长最多。从身体形态上看,则从出生时一个较大的头颅(占身长的 1/4)、较长的躯干和短小的双腿,逐渐发展为成人时较小的头颅(占身长的 1/8)、较短的躯干和较长的双腿。

(五) 各系统相互协调

身体的不同器官或系统的发育不是同时进行的。某一器官可能增长得快,另一些器官增长得比较慢,有的器官却在一定阶段趋于退化,呈现出不同的发育趋势:

(1) 神经系统领先发育

神经系统,尤其是大脑,在胎儿期和出生后发育一直是领先的。出生时脑重约 350 g,相当于成人的 25%,而同期的体重仅为成人的 5%左右;6 岁时脑重已相当于成人的 90%。在这段时间里,伴随着大脑的迅速发育,儿童的各种身体机能、语言发展和动作发展也是比较快的。

(2) 淋巴系统发育得最快

在第一个 10 年中表现出特殊的速度,在第二个 10 年间逐渐退缩。因为儿童时期机体对疾病的抵抗力弱,需要淋巴系统来进行保护,因而出生后淋巴系统的发育特别迅速(10 岁左右达到高峰,几乎达到成人时期的 200%)。10 岁以后随着其他各系统的逐渐成熟和对疾病的抵抗力增强,淋巴系统逐渐萎缩。

(3) 生殖系统发育较晚

在第一个 10 年中发育缓慢,在第二个 10 年,特别是在青春期,迅速发育并达到成人水平。

身体各系统的发育时间和速度虽然各有不同,但机体是统一的整体,各系统的发育并非孤立地进行,而是互相联系、互相影响、互相适应的。因此任何一种对机体起作用的因素,都可能影响到多个系统。例如,适当的体育锻炼不仅促进骨骼肌肉的发育,也促进呼吸系统、循环系统和神经系统的发育。

(六) 个体存在差异性

儿童的生长发育有一般的规律,但由于儿童的先天遗传素质与后天的环境条件并不完全相同,因而无论是身体的形态还是机体的功能,都存在着明显的个体差异。每个儿童的体型(高矮胖瘦)、生理功能(强弱)和心理特点(智力高低)是各不相同的,没有两个幼儿的发育水平和发育过程完全一样,即使在一对同卵双生子之间也存在微小的差别。先天因素决定一个孩子发育的可能性,后天因素决定他发育的现实性。

在评价某个儿童的生长发育状况时,不能简单地将其指标数据同标准平均数比较,并由此作出片面的结论,而应考虑到个体发育的差异性,将他们以往的情况与现在的情况进行比较,观察其发育动态,才更有意义。幼教工作者应尽可能改善幼儿的后天环境条件,使每个幼儿都能充分发挥他们的遗传潜能,使他们的生长发育达到应有的水平。

(七) 身心发展密切联系

生理和心理的发育在儿童身上是统一的。生理发育是心理发育的基础,而心理的发展也同样影响生理功能。

幼儿生理和心理之间相互发生重要的影响。生理上的缺陷会引起儿童心理活动的不正常。如斜视的幼儿,没有及时纠正,常受到成人或同伴的讥笑,就会引起自卑,于是经常主动地闭上斜眼来掩盖自己的缺点,结果会造成一只眼大、一只眼小。耳聋的孩子,因为听不到别人清楚的语言,易造成发音不正确,若经常受到教师或家长斥责,结果在说话时就会犹豫不决,容易出现口吃现象。有的幼儿明显矮小体弱,学习和活动能力都比较低,这种幼儿容易产生自卑、信心不足、不爱参加集体活动等不正常的心理状态。因此对幼儿生理上的缺陷,除应进行及时的治疗外,不能歧视他们,而应热情关心帮助他们,鼓励他们克服困难,树立奋发向上的信心,使幼儿身心都能得到正常健康的成长。

心理的状态也会影响生理的发育。如情绪能影响人的生理功能,当幼儿情绪不好时,消化液分泌会减少,至使食欲减退,直接影响幼儿的消化和吸收。如果经常这样,会引起消化功能紊乱,影响幼儿获得营养,妨碍生长发育。相反,在精神愉快时,食欲旺盛,消化吸收的效率也高,有利于生长发育。心理的正常发展能保证和促进儿童身体的正常发育。国外学者研究认为,家庭破裂的子女和再婚子女遭受虐待歧视,容易影响正常的身体发育,严重的可导致身体发育矮小、骨龄落后、性发育迟缓,成为社会心理性侏儒。

总之,要想促使幼儿生长发育达到最高水平,就必须认识和掌握幼儿从小到大生长发育的规律,以及影响幼儿生长发育的因素,才能有的放矢、更有效地采取各种有力的措施,保证幼儿在体、智、德、美各方面都得到全面的发展。

三、影响学前儿童生长发育的因素

儿童期是人生比较重要的阶段,此期的儿童要经历长知识和长身体两个过程。儿童的生长发育虽然有一定的规律,但是在一定范围内受到多种因素的影响,如遗传因素、营养因素、疾病因素、社会环境因素等。其中,遗传因素决定了儿童生长发育的可能性,而营养因素、疾病因素等环境因素决定了儿童生长发育的现实性。儿童生长发育的过程也就是个体的遗传因素与环境因素相互作用的过程。儿童期包括幼儿期(1～3 岁)、学龄前期(4～6 岁)、学龄期(7～12 岁)三个阶段。影响 4～6 岁学龄前儿童生长发育的因素主要有以下几个方面:

(一) 遗传因素

遗传因素是影响小儿生长发育的重要内因之一,因为它在一定程度上决定机体发育的可能范围,而外界环境条件决定机体发育的速度及最后达到的水平。小儿生长发育的特征、潜力、趋向、限度等都受父母双方遗传因素的影响。种族、家族的遗传信息影响深远,如皮肤、头发颜色、面型特征、身材高矮、性成熟的迟早等;遗传性疾病无论是染色体畸变或代谢缺陷对生长发育均有显著影响。

遗传的物质基础是染色体。已经证实人体的每个细胞核内都有 23 对染色体,其中 22 对男女相同,称为常染色体;另外一对是决定人体性别的染色体,称为性染色体。女性用 XX 表示,男性用 XY 表示。染色体上有许多基因,现已知人体受单基因决定的性状有近 3 000 种,它们分别位于 23 对染色体的不同位点上。人的身高、体重、体形等性状,受两对以上基因控制,且对环境的影响表现敏感。

同卵双生子为研究遗传因素对机体生长发育的影响提供了最好的天然素材。研究表明,同卵双生子不仅在外貌、指纹、血型、呼吸、心率、脑电波图形等方面都非常相似,而且同卵双生子身高的差别也很小,头围也很接近,这说明机体的生理功能、骨骼系统的发育等受遗传因素影响较大。相反,体重却易受环境因素的影响。

儿童生长发育的家族性、种族性差异是遗传因素影响机体的具体体现。在良好的生活环境下长大的儿童,其成年时的身高在很大程度上取决于遗传。有人认为,人体的成年身高 70%以上取决于遗传因素,只有 20%多取决于营养、锻炼等环境条件。通常情况下,父母身高越高,子女的身高也越高。隔代遗传的现象也很普遍。但是,值得注意的是,遗传信息的表达并不是在后天的某一时期突然启动,而是在妊娠期就已经开始,在婴幼儿期就有较明显的显现。因此,6 岁左右的孩子用现身高和骨龄及生活年龄预测最终身高仍然是比较可靠的方法。

(二) 环境因素

生长发育不是孤立自发的过程,环境因素决定生长发育的现实性。影响学龄前儿童生长发育的环境因素主要包括以下几个方面:

1. 营养因素

营养是保证儿童生长发育的物质基础,营养素缺乏或不合理的膳食不仅会影响发育,而且会导致各种营养缺乏症。4～6岁是学龄前儿童阶段,其生长速度稍逊于3岁前,但仍处于迅速增长阶段,热能营养素需要量依然相对高于成年人。

(1) 营养需要

学前儿童正在生长发育期,活动能力和活动量均增大,热能消耗增多,其需要量仍相对高于成人。热能供给量,男、女儿童4岁时分别为6.1 MJ(1450 kcal)及5.9 MJ(1400 kcal),6岁时分别增至7.1 MJ(1700 kcal)及6.7 MJ(1600 kcal)。与幼儿相似,也应注意到热能需要的个体差异。既要防止热能摄入不足,也要防止摄入过多发生肥胖症。学前儿童肌肉发育较快,再加上内脏器官增长、酶和激素等合成机能的成熟,均需要大量蛋白质。每日应供给45～55 g的蛋白质。在影响儿童生长发育的各种营养素中,矿物质和微量元素的作用日益受到重视。充足的钙与维生素D的供给不仅能影响学前儿童骨骼增长和骨骼硬度的增加,而且与恒牙的健康有关。因在此阶段儿童虽乳牙已出齐,恒牙要在6岁左右开始长出,但其钙化过程却早在出牙前开始,所以钙和维生素D的营养状况是很重要的。我国儿童钙供给量为800 mg,已与成人的要求一致。锌参与人体50多种酶合成,并且在蛋白质的合成过程中起着重要的作用。儿童无论在出生前后还是在生长发育旺盛的时期都需要锌。碘是合成甲状腺素的重要原料,氟是骨骼和牙齿的组成成分,它们对儿童的生长发育有着直接的影响。

(2) 饮食安排

了解了学龄前期儿童的营养需求,然后最重要的饮食安排,特别是学龄前期是终生饮食习惯开始形成的阶段,需培养良好的饮食习惯。学龄前儿童胃肠消化功能尚未发育完全,而其营养素需要量相对又高于成人,故如与成年人进食完全相同的食物,可使热能营养素摄入不足。此外这阶段儿童易兴奋,注意力不集中而无心用餐,可使进食量不足;但有时由于活动量时大时小,其进食量也会随之经常有波动,对此则不必为之过虑。此阶段儿童模仿能力增加,易受父母饮食习惯影响,偏食、择食常于此阶段形成。据调查目前北京市城区学前儿童膳食结构普遍存在过分求质求精,出现一些不合理状况,如脂肪多、糖类少,动物蛋白多、植物蛋白少,水果多、蔬菜少等。由此不能获得平衡膳食,一般钙、维生素A、维生素B摄入偏低。一方面应保证幼儿有充分户外活动时间,以促进食欲、能摄入必要的营养素,同时在膳食组成及烹调加工方法上要注意调整、改进。学龄前期是终生饮食习惯开始形成的阶段,因而食物要多样化,鼓励、引导幼儿进食各种不同食物,培养不挑食、不偏食的良好饮食习惯。注意饮食定时,除三餐外加一次点心。此外还要培养儿童清洁卫生习惯,寄生虫病也是造成营养不良的原因之一。

2. 疾病因素

任何急慢性疾病对儿童生长发育都能发生直接影响,影响程度决定于病变涉及的部位、病程的长短和疾病的严重程度。一般急性疾病对生长的影响是暂时的,尤其是在身体营养状况良好的情况下,可以很快恢复。但反复的呼吸道感染和腹泻等,如果治疗不当,往往会影响儿童的生长发育。长期性疾病如慢性感染、慢性肝炎、慢性肾炎、哮喘、心脏病、贫血等均可影响身高增长。此外,如染色体异常、内分泌疾病、骨和软骨发育障碍等重大疾病,都会引起身高明显低于同龄儿,医学上称为病理性矮小。

因此,积极防治疾病对生长期的儿童有十分重要的意义,通过早期诊断和治疗,一些疾病造成的生长损害是可以得到完全或部分恢复的。

3. 生活制度

合理的生活制度可以促进学龄前儿童生长发育。合理安排有规律有节奏的生活制度,保证儿童有足够的户外活动和适当的学习时间,定时进餐及充分的睡眠可以促进儿童的生长发育。因在合理的生活制度下,包括大脑在内的身体各部分的活动和休息都能得到适宜的交替,加上及时补充营养,保证能量代谢正常进行,有利于促进身体各部的充分发挥。许多学龄前儿童在进入托、幼机构后,由于生活有规律,作息有定时,饮食有节制,其身高、体重的增长以及动作发育的进展,往往较留在家里生活时显著。

户外活动能促进体内的新陈代谢,增加大脑氧的供应,同时能解除大脑持续性紧张,使疲劳的脑细胞功能得到恢复。体育锻炼可以加快全身血液循环、改善肌肉和骨骼系统的营养。适量的锻炼可增加对骨端骺板的刺激,加速骨细胞的增殖,从而促进骨骼的生长。此外,体育锻炼还能刺激脑垂体分泌生长激素,加快儿童的生长发育,促使儿童长高。从有关血液中生长激素浓度在 1 日内变动的研究结果得知,生长激素的浓度在夜间明显增高,内分泌系统所释放的生长激素要比白天多得多。因此安排儿童充足的睡眠是保证他们身体正常发育的必要条件。当然不能排除营养的作用,但生活制度的影响也是重要的。

4. 季节与气候因素

季节与气候因素对儿童的生长也有一定的影响。季节对生长发育的影响显著地体现在身高和体重等方面,一般在春季身高增长最快,秋季体重增长最快,炎热季节有部分儿童的体重有所下降。全年体重的增加,在 9 月份至次年 2 月份里最多,增长量约为全年的 2/3 以上。身高增长最快的季节在 3 月份至 5 月份期间,身高的增长量约为 9~12 月份间增长量的 2~2.5 倍。

5. 环境污染因素

环境污染阻碍儿童的生长发育。对于儿童健康来讲,环境污染主要包括水污染、空气污染、土壤污染和食品污染。

水传播疾病中死亡率最高的是腹泻。据估计,全球每年有 130 多万儿童死于腹泻,其中 12% 是发展中国家 5 岁以下的儿童。其他具有与腹泻相同的传播途径的疾病包括甲型肝炎、戊型肝炎、痢疾、霍乱和伤寒。此外,水还可以传播一些其他疾病,如皮肤感染、沙眼和血吸虫病等。空气污染也是影响儿童生长发育的重要因素,许多患病儿童因为呼吸到空气中的可吸入颗粒物、二氧化硫等而患病。儿童呼吸系统处于发育时期,对室内外空气污染比成人更敏感。前苏联研究者对受大气污染城市的儿童进行了 10 年以上的追踪观察,发现环境污染对于儿童的生理功能(如肺活量、肌张力)的发育有较明显的影响。

室内空气污染可能诱发儿童血液性疾病,是目前人们普遍关心的问题。专家认为儿童有着不同于成年人的血液学特点,其造血功能不稳定,造血储备能力差,造血器官易受感染,容易发生造血器官营养缺乏情况。因此,专家推测甲醛超标对儿童造血器官的影响可能比成年人更严重。

土壤污染对儿童造成健康危害主要是通过食物链进入体内富集,最终体现为疾病的发生。另外过量色素和香精进入儿童体内后,引起食欲下降和消化不良,也可阻碍儿童的发育。

第二节　评价学前儿童身体健康的指标

一、形态指标

生长发育的形态指标是指身体及其各部分在形态上可测出的各种量度(如

长、宽、围度以及重量等),最重要和常用的形态指标是体重和身高。此外,代表长度的还有坐高、手长、足长、上肢长、下肢长;代表宽度的有肩宽、骨盆宽、胸廓横径和前后径;代表围度的有头围、胸围、上臂围、大腿围、小腿围;代表营养状况的有皮褶厚度。

1. 体重

体重是指人体的总重量,在一定程度上反映儿童的骨骼、肌肉、皮下脂肪和内脏重量及其增长的综合情况,也作为计算药量的重要依据。与身高相结合可用以评价机体的营养状况和体型特点。正常足月新生儿出生体重平均为 3 kg 左右,出生后 3～4 个月体重达 6 kg 左右,1 岁时达 9 kg。1 岁内婴儿的体重可按以下公式估算:1～6 个月:体重(千克)≈出生体重(千克)＋月龄×0.7 kg;7～12 个月:体重(千克)≈6 kg＋月龄×0.25 kg。2 岁时,儿童体重平均为 12 kg 左右,此后平均每年增加 2 kg,故 2～10 岁儿童的体重可按下式估算:体重(千克)≈年龄×2＋8。定期测量体重可了解儿童的生长发育状况和营养状况,并作为指导儿童喂养及早期发现疾病的依据。测量前应排完大小便、赤脚、只穿背心短裤。测量须使用专门的人体测量杠杆秤,站或蹲在秤台中央。1 个月以内的婴儿用特制的婴儿磅秤,让儿童卧于秤盘中进行测量。使用前先校正零点,测量误差不得超过 0.1 kg。

用体重评价儿童的营养状况时一般用两种方法:①按年龄的体重。按儿童年龄分组,用体重的均值作为标准,以均值±10 ％作为正常范围,大于 10％为超重,大于 20％以上为肥胖;相反,小于 10％为轻度营养不良,小于 20％～40％为中度营养不良,小于 40％以上为重度营养不良。②按身长(身高)的体重。根据世界卫生组织的标准,用不同数值的身长(身高)所应有的体重为基准,不分年龄和性别,用百分位数法列表,使用时按照儿童的身长(身高)值查出标准体重。如果所测儿童的体重位于第 20 百分位数到第 80 百分位数之间,说明该儿童的体重属正常范围。

2. 身长(身高)

身长是指人体站立时颅顶到脚跟的垂直高度,是最基本的形态指标之一,常被用以表示全身生长的水平和速度。身高方面表现的个体差异,比体重所表现的更大。身高方面的异常,大多由于先天性的骨骼发育异常与内分泌疾病所致。与出生时的身长相比,1 周岁时的身长约为 1.5 倍,4 岁时为 2 倍。2 岁以后,儿童的平均身高可按下面公式估算:身高≈(年龄×5)＋75 厘米;3 岁以下的儿童可用量床测身长(卧位时颅顶点到脚跟的垂直长度);3 岁以上的儿童可用身高计测身高(站立时,颅顶点到脚跟的垂直高度)。在使用身高计测量儿童身高时,受测儿童脱去鞋帽,取立正姿势站立在身高计的底板上,上肢自然下垂,足跟并拢,足尖分开。足跟、骶骨部和肩胛间三点靠在身高尺上,躯干自然地挺直,两眼平视前方,头部保持正直。测量者将滑测板轻压受测者头顶,测量者的眼睛与滑测板呈水平位。读数时以厘米为单位,至小数点后1位。

3. 坐高(顶臀长)

坐高是坐位时从颅顶点至臀部接触底座平面的垂直高度,可表示躯干的生长情况,与身高比较时可说明下肢与躯干的比例关系。3岁以下儿童应卧位测量顶臀长。婴幼儿平卧于量板上,使之身体伸直、两腿并拢,用两手将儿童头贴紧固定于正中位置。测量者左手将儿童两脚提起,使小腿与大腿成直角,右手将活动板贴住臀部,测得值即为顶臀长。

3岁以上儿童坐位测量,称坐高。受测儿童坐于高度相宜的矮凳上,先令其身躯前倾,骶部紧贴直尺或墙壁,然后坐直,对头、肩的位置与测身高时相同,两大腿伸面与身躯成直角而与地面平行,且两腿靠拢,两足平放在地面,足尖向前。测量者以手移动滑测板轻压颅顶点后进行读数。读数时以厘米为单位,至小数点后1位。

4. 头围

头围能反映颅和脑的大小以及发育情况,是判断大脑发育障碍如脑积水、头小畸形等的主要诊断依据。儿童出生时,头围已达到成人头围的65%左右,10岁时则达到成人头围的95%以上。新生儿头围平均值为34 cm,1周岁时为45 cm,2周岁时为47 cm,3~4岁共增长1.5 cm,以后增长得更少。所以对头围的监测在出生后头两年尤为重要。测量头围时,测量者面对儿童,将布卷尺的始端固定于眉间最突出点,然后环绕头围,经过枕骨粗隆,再向眉间围拢,卷尺在头两侧的水平要一致。读数时以厘米为单位,至小数点后1位。

5. 胸围

胸围表示胸廓的容积以及胸部骨骼、胸肌、背肌和脂肪层的发育情况,并在一定程度上表明身体形态及呼吸器官的发育状况,以及体育运动的效果。婴儿出生时,胸围为32 cm左右。儿童的平均胸围在出生后的第一年增加12 cm,速度最快;第二年增加3 cm,以后每年约增加1 cm。测量胸围时,3岁以下的儿童取卧位,3岁以上取立位,均不取坐位。要让儿童的呼吸处于平静状态下再测量胸围。在取立位测量时,受测者自然站立,两足分开与肩同宽,双肩放松,两上肢自然下垂。测量者面对受测者,将带尺上缘经背部肩胛骨下角下缘至胸前,带尺下缘经过乳头上缘。读数时以厘米为单位,至小数点后一位。

二、生理功能指标

(一)脉搏(或心率)

随着心脏的跳动,全身各处的动脉管壁会产生有节律的搏动。心脏每跳动一次,就可以从身体浅表的动脉上摸到一次搏动,这种搏动称之为脉搏。正常情况下,脉搏跳动次数与心跳是一致的,而且跳动节律均匀、间隔相等。脉搏跳动的强弱也可以反映心脏搏动得是否有力。有许多疾病,特别是心脏病可以使脉搏发生变化。因此,父母居家通过测查孩子的脉搏,能够及时发现小儿身体里的不正常现象。

不同年龄小儿安静状态脉搏正常值

年龄	脉搏数(每分钟)
新生儿期	140 次左右
0～12 个月	120～140 次
1～2 岁	110～120 次
3～4 岁	100～110 次
5～7 岁	90～100 次
8～10 岁	80～90 次
11～14 岁	70～80 次

对于脉搏的指标尤其注意以下几方面的内容:

1. 通常来讲,脉搏跳动的快慢与年龄、性别有关。年龄越小,脉搏越快,身体活动后也会使脉搏加快。

2. 一般体温每升高 1℃,脉搏每分钟就会增快 10～15 次。所以,在没有体温表的情况下,可以通过数脉搏粗略地判断体温升高了多少度。

3. 脉搏跳动的次数受年龄和性别的影响,一般来讲儿童比成人快,女性比男性快。

4. 小儿在吃奶、发热、活动、哭闹或精神紧张等情况下,由于新陈代谢加快而使脉搏数适当增加,休息和睡眠时脉搏会减慢 10～20 次。

5. 以上的脉搏正常值并非绝对,两个年龄相仿的小儿,可因平时活动量不同而身体素质不同,脉搏跳动的次数可能会不同,甚至相差较多,但身体都是健康的。

6. 小儿在睡眠中时,脉搏受呼吸影响会出现轻微的节律不齐,这属于正常生理现象。

(二)血压

血压是血液在血管里流动时作用于血管壁的压力,血压是推动血液在血管内流动的动力。我们普遍知道的血压范围是 90～120 mmHg,其实对于不同年龄段的人来说,血压的正常范围是不同的,血压除了和疾病有关外,还和人的生理状况有很大的关系。

儿童血压正常范围

年龄	收缩压		舒张压	
	kPa	mmHg	kPa	mmHg
成人	12.0～18.7	90～140	8.0～12.0	60～90
新生儿	10.1	76	4.5	34
1～6 月	9.3～13.3	70～100	4.0～6.0	30～45
6～12 月	12～14	90～105	4.7～6.0	35～45
1～2 岁	11.3～14.0	85～105	5.0～6.7	40～50
2～7 岁	11.3～14.0	85～105	7.3～8.7	55～65
7～12 岁	12.0～14.7	90～110	8.0～10.0	60～75

(三)肺活量

肺活量是指一次尽力吸气后,再尽力呼出的气体总量。

肺活量＝潮气量＋补吸气量＋补呼气量。潮气量指每次呼吸时吸入或呼出的气体量。补吸气量又叫吸气储备量,指平静吸气末,再尽力吸气所能吸入的气体量。补呼气量又叫呼气储备量,指平静呼气末,再尽力呼气所能呼出的气体量。肺活量是一次呼吸的最大通气量,在一定意义上可反映呼吸机能的潜在能力。成年男子肺活量约

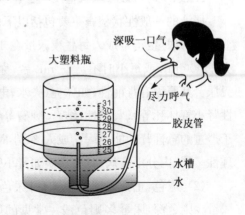

为 3 500 mL,女子约为 2 500 mL。壮年人的肺活量最大,幼年和老年人较小。健康状况愈好的人肺活量愈大。肺组织损害如肺结核、肺纤维化、肺不张或肺

叶切除达一定程度时都可能使肺活量减小;脊柱后凸,胸膜增厚,渗出性胸膜炎或气胸等,也可使肺扩张受限,肺活量减小。因此,肺活量明显减小是限制性通气障碍的表现。由于肺活量的测定方法简单,重复性较好,故是健康检查常用的指标。测定肺活量因不限呼气的速度,从而测不出呼吸道通气不畅的疾病,因此采用时间肺活量测定法,作为肺功能的动态指标较为理想。时间肺活量就是最大吸气后用力作最快速度呼气,直至呼完为止,同时分别记录第1、2、3秒末呼出的气量。正常人应分别呼出其肺活量的83%、96%和99%。患肺阻塞性肺部疾病者往往需要5~6秒或更多时间才能呼出全部肺活量;呼吸运动受限的许多病理状态下,第1秒时间肺活量增加,并可提前呼完全部肺活量。所以,时间肺活量可作为鉴别阻塞性或限制性通气障碍的参考。

三、生物化学指标

1. 血红蛋白测定

正常参考值,成年男性:$(120\sim160)$g/L;成年女性:$(110\sim160)$g/L;新生儿:$(170\sim200)$g/L。血红蛋白测定的临床意义同红细胞计数,但在各种贫血时,由于红细胞中的血红蛋白含量不同,二者可以不一致,如缺铁性贫血时红细胞数降低很少有时甚至升高。因此,同时测定红细胞和血红蛋白,对贫血类型的鉴别有重要意义。血红蛋白又称血色素,是红细胞的主要组成部分,能与氧结合,运输氧和二氧化碳。

2. 尿液的一般性状检查

尿液的一般性状检查主要包括以下内容:

(1) 尿量:正常成人每昼夜尿量在1 500~2 000 mL之间。24小时内尿量少于400 mL或每小时不足17 mL者,称少尿;24小时尿量少于100 mL者称为无尿。其原因有肾前性(如休克、失水、电解质紊乱等)、肾性(如急慢性肾炎、急性肾小管坏死等)、肾后性(结石、肿瘤等各种原因所致的尿路梗阻)。无尿可见于严重的急性肾功能衰竭。成人24小时尿量超过2 500 mL者为多尿,见于生理性多尿、内分泌疾病、肾脏疾病如肾小管功能不全等。

(2) 尿色:正常尿液呈淡黄色,尿色的深浅与尿量、体内代谢有关。高热、尿量少则色深,尿量多则色浅。常见的尿色异常有:①食物和药物因素;②血尿;③血红蛋白尿,呈浓茶色或酱油色,见于血管内或泌尿系统内溶血;④胆色素尿,尿呈深黄色,见于黄疸;⑤乳糜尿,为白色乳糜样尿液,见于丝虫病等引起的肾周围淋巴管阻塞。

（3）透明度：正常新鲜的尿液是透明的，放置后可出现轻微混浊。碱性尿时易析出灰白色结晶，酸性尿时呈淡红色结晶。新鲜尿液混浊可见于血尿、脓尿、菌尿、脂尿、乳糜尿或尿液含有多量的上皮细胞。

（4）尿的气味：尿液长时间放置，因尿素分解可出现氨臭味。如尿液新排出即有氨味，常提示有慢性膀胱炎和慢性尿潴留；大肠杆菌感染时尿液可带有粪臭味，糖尿病酮症酸中毒时尿有苹果味。

（5）酸碱度：正常尿液多呈弱酸性，pH 约为 6.5，有时呈中性或弱碱性。酸性尿可见于高蛋白饮食、酸中毒、发热、严重缺钾、痛风，服用某些药物如氯化铵、维生素 C 等。碱性尿见于进食多量蔬菜水果、碱中毒、Ⅰ型肾小管酸中毒，服用某些药物如碳酸氢钠、噻嗪类利尿剂等。

（6）比重：正常成人在普通饮食下尿比重多波动在 1.015～1.025 之间。大量饮水时尿比重可降至 1.003 以下；机体缺水时可达 1.030 以上。病理性尿比重降低可见于慢性肾功能损害、肾小管浓缩能力减退、尿崩症等。糖尿病、大量出汗、呕吐、腹泻和高热等脱水状态，尿比重上升。尿比重可粗略代表尿的渗透压，以此测知肾浓缩功能的大致情况。

3. 粪便检查

粪便检查是临床常规化验检查项目之一，通过此项检查可较直观地了解胃肠道的一些病理现象，间接地判断消化道、胰腺、肝胆的功能状况。粪便检查分为肉眼一般性状观察、镜下检查和化学检查。

第三章
学前儿童营养卫生

第一节 营养学基础知识

一、营养与营养素的含义

营养是指机体从外界摄取各种食物,经过人体的消化、吸收和利用,以促进机体生长发育,维持各种生理功能这一连续动态的过程。人们常谈论某种食品"有没有营养",其实这里所说的"营养"指的是食物中养料含量的多少及其质量的优劣,也就是下面要谈到的"营养素"。营养素是食物中的有效成分,也就是俗话说的"养料"。人们正是通过食物中的这些营养素来达到营养的目的。人体所需的营养素可分为六大类,即:蛋白质、脂类、碳水化合物(包括膳食纤维)、矿物质(包括常量元素和微量元素)、维生素和水。其中碳水化合物、脂类和蛋白质因为需要量多,在膳食中所占的比重大,称之为宏量营养素。矿物质和维生素因需要相对较少,在膳食中所占比重也较少,称为微量营养素。矿物质中有 7 种在人体内含量较多,叫做常量元素;有 8 种在人体内含量较少,称为微量元素。这六类营养素既有各自特殊的作用,又构成一个合理而科学的体系,在营养的全过程中协调合作,共同完成调节人体生命和生理活动的使命。

二、人体热量

(一)热量

人体每时每刻都在消耗能量,这些能量是由食物中的产热营养素提供的。食物中能产生热量的营养素有蛋白质、脂肪和碳水化合物,它们经过氧化产生热量供身体维持生命、生长发育和运动。营养学中用"千卡"做热量的单位。

1千卡是指1 000克水由15℃升高1℃所需要的热量。

（二）热量消耗的途径

热量消耗的途径主要有三方面：第一部分是基础代谢，约占人体总热量消耗的65%～70%；第二部分是身体活动，约占总热量消耗的15%～30%；第三部分是食物的热效应，占的比例最少，约10%。成长阶段与怀孕阶段还需要额外的热量以供建构组织。计算食物或饮食所含的热量，首先要知道其中热量营养素的重量，然后利用以下公式计算：

热量(kcal)＝糖类克数×4＋蛋白质克数×4＋脂肪克数×9＋酒精克数×7

（三）学前儿童对能量的需求

对于学龄前儿童来说，热能主要用于维持基础代谢、生长发育、活动这三方面的需要。所谓基础代谢是指儿童在安静的状态下维持体温、肌张力、心跳、呼吸、血压、器官活动、腺体分泌等生命活动所需要的热量。由于儿童基础代谢率比成人高，所需热能也相对较多。儿童的生长发育需要大量热能。一般来说，每增加1 g体重，需要摄入19.98 kJ的热能。如果膳食热能供给不足，儿童的生长发育就会迟缓，甚至停顿。同时，儿童活动越剧烈、持续时间越长，所消耗的热能也就越多。

学龄前儿童平均每日每千克需要418 kJ热能，所需热能由三大营养素提供。这三种营养素的适宜比例为：蛋白质占10%～15%，脂肪占25%～35%，碳水化合物占50%～60%。热能供给不足，可使儿童生长发育迟缓，体重减轻；热能供给过多，又可能导致儿童肥胖症的发生。

三、蛋白质

蛋白质是构成细胞的基本有机物，是有机大分子，其基本组成单位是氨基酸。蛋白质是生命活动的主要承担者，与生命及与各种形式的生命活动紧密联系。蛋白质约占人体全部质量的18%。

（一）生理功能

1. 构成和修补细胞、组织

蛋白质是一切生命的物质基础，是机体细胞的重要组成部分，是人体组织更新和修补的主要原料。人体的每个组织如皮肤、肌肉、骨骼、内脏、大脑、血液、神经、内分泌等都是由蛋白质组成。组织的生长、更新和修复均需要蛋白质。处于生长发育期的儿童、青少年以及孕妇和乳母对蛋白质的需要量较大，恢复期或手术后病人因组织修复也需要提供更多的蛋白质。

2. 调节功能及其他特殊功用

(1) 催化作用

生命的特征之一就是不断地进行新陈代谢，而新陈代谢的本质是各种各样的化学反应过程，即物质的合成与分解过程。这些化学反应绝大多数借助于酶的催化作用来完成。而酶本身就是由活细胞分泌的具有催化作用的蛋白质。

(2) 调节生理机能

激素是内分泌细胞分泌的一类化学物质，随血液循环到达作用的组织器官，发挥其调节物质代谢和能量代谢的作用。属于蛋白类的激素包括胰岛素、生长激素、甲状腺素等。

(3) 免疫作用

免疫作用是指机体对外界有害因素(主要为细菌和病毒)具有的抵抗力，它是由细胞免疫、体液免疫以及巨噬细胞的吞噬作用共同完成的。体液免疫就是借助于血液中一种被称为抗体的物质，抗体本身就是蛋白质，通过它与异物(主要为细菌和病毒)结合，阻止异物对机体的损害，从而保护机体免受细菌和病毒的侵害。近年来，在临床获得广泛应用的干扰素，实际上是一种糖和蛋白质的复合物。机体抵抗力的大小在很大程度上取决于体内抗体的多少。

(4) 运输氧

生物从不需氧转变为需氧以获得能量是生物进化过程的一大飞跃。生物体从环境中摄取氧，在细胞内氧化成三大能源物质，即糖、脂肪和蛋白质，并产生二氧化碳、水和能量。机体生物氧化过程中所需的氧气和生成的二氧化碳是由血液中血红蛋白进行输送的。

(5) 肌肉收缩

肌肉的主要成分为肌动蛋白质和肌球蛋白质。机体的一切机械运动以及各种脏器的重要生理功能，如肢体运动、心脏跳动、肺的呼吸、血管的收缩和舒张、胃肠的蠕动以及泌尿和生殖活动，都是通过肌肉的收缩和松弛来实现的，这种肌肉的收缩活动是由肌动蛋白完成的。

(6) 支架作用

胶原蛋白和弹性蛋白是构成结缔组织的主要成分，如骨骼和皮肤主要由胶原蛋白构成,肌腱、韧带和血管主要由弹性蛋白构成。这些结缔组织构成了各器官包膜及组织间隔,散布于细胞之间,从而维持各器官一定的形态,并将机体的各部分连接成一个完整体,这就是胶原蛋白和弹性蛋白的支架作用。

(7) 调节渗透压平衡

正常的人体血浆与组织液之间的水分不停地进行交换,且保持相对平衡状态,这主要依赖于血浆中电解质总量和胶体蛋白质的浓度。当组织液与血浆的电解质浓度相等时,两者间的水分分布就取决于血浆中的蛋白浓度。若膳食中长期缺乏蛋白质,血浆蛋白的含量便降低,血液中的水分便过多地渗入周围组织,造成营养不良性水肿。

(8) 调节血液酸碱平衡

正常人血液的 pH 值大约为 $7.35\sim7.45$,pH 值的任何变化将会导致机体出现酸碱平衡紊乱。血液酸碱平衡的维持靠血液中存在的无机缓冲体系和有机缓冲体系。无机缓冲体系主要为碳酸盐,而有机缓冲体系的主要组成成分则是蛋白质。因为蛋白质是两性物质,带有碱性的氨基($-NH_2$)和酸性的羧基($-COOH$),因而具有一定的酸碱缓冲作用,它与无机缓冲物质共同完成维持血液 pH 值相对恒定的作用。

(9) 遗传信息的控制

遗传是生物的基本特征,而遗传物质主要是含有脱氧核糖核酸(DNA)的核蛋白质。遗传信息的表达受蛋白质和其他因素的制约。

(10) 维护神经系统的正常功能

蛋白质约占人脑干重的 50%,脑在代谢过程中需要大量的蛋白质来进行自我更新,而某些氨基酸在神经传导中起着介质作用。神经系统的功能与摄入蛋白质的质和量有密切的关系,蛋白质质与量的改变可明显影响大脑皮层的兴奋与抑制过程。

3. 供能

除结构功能和调节功能外,蛋白质也是一种能源物质,每克蛋白质在体内完全氧化后可产生 4kcal 能量,但这只是蛋白质的次要作用。在这一点上,它与糖类和脂肪是不相同的。换句话说,蛋白质的供能作用可以由糖或脂肪代替,即当糖类或脂肪供给充足时,蛋白质就不作为能源物质,而是直接发挥其特殊的生理作用。通常机体不直接利用蛋白质供能,而是利用体内衰老及破损组织细胞中的蛋白质、食物中一些不符合机体需要或摄入过多的蛋白质氧化分解所释放的能量，以这种方式供能最为经济。

（二）蛋白质的组成与分类

蛋白质作为一类重要的生物大分子，主要由碳、氢、氧、氮、硫等化学元素组成。所有蛋白质都是由 20 种不同的氨基酸连接形成的多聚体，在形成蛋白质后，这些氨基酸又被称为残基。

从营养学的角度看，氨基酸可以分为以下三种：

1. 必需氨基酸

必需氨基酸指人体（或其他脊椎动物）不能合成或合成速度远不适应机体的需要，必须由食物蛋白供给，这些氨基酸称为必需氨基酸。成人必需氨基酸的需要量约为蛋白质需要量的 20%～37%。共有 8 种，分别是：

赖氨酸：促进大脑发育，是肝及胆的组成成分，能促进脂肪代谢，调节松果腺、乳腺、黄体及卵巢，防止细胞退化；

色氨酸：促进胃液及胰液的产生；

苯丙氨酸：参与消除肾及膀胱功能的损耗；

蛋氨酸（甲硫氨酸）：参与组成血红蛋白、组织与血清，有促进脾脏、胰脏及淋巴的功能；

苏氨酸：有转变某些氨基酸达到平衡的功能；

异亮氨酸：参与胸腺、脾脏及脑下腺的调节以及代谢；脑下腺属总司令部，作用于甲状腺、性腺；

亮氨酸：作用是平衡异亮氨酸；

缬氨酸：作用于黄体、乳腺及卵巢。

2. 半必需氨基酸

半必需氨基酸是指人体虽能够合成，但通常不能满足正常的需要，因此，又被称为半必需氨基酸或条件必需氨基酸，例如精氨酸和组氨酸，但在幼儿生长期，精氨酸和组氨酸这两种是必需氨基酸。

精氨酸：精氨酸与脱氧胆酸制成的复合制剂（明诺芬），是主治梅毒、病毒性黄疸等病的有效药物。

组氨酸：可作为生化试剂和药剂，还可用于治疗心脏病、贫血、风湿性关节炎等的药物。

3. 非必需氨基酸

非必需氨基酸是指人（或其他脊椎动物）自己能由简单的前体合成，不需要从食物中获得的氨基酸。例如甘氨酸、丙氨酸等氨基酸。

营养学上根据食物蛋白质所含氨基酸的种类和数量将食物蛋白质分三类：

(1) 完全蛋白质：这是一类优质蛋白质，它们所含的必需氨基酸种类齐全，数量充足，彼此比例适当。这一类蛋白质不但可以维持人体健康，还可以促进生长发育。奶、蛋、鱼、肉中的蛋白质都属于完全蛋白质。

(2) 半完全蛋白质：这类蛋白质所含氨基酸虽然种类齐全，但其中某些氨基酸的数量不能满足人体的需要。它们可以维持生命，但不能促进生长发育。例如，小麦中的麦胶蛋白便是半完全蛋白质，含赖氨酸很少。食物中所含与人体所需相比有差距的某一种或某几种氨基酸叫做限制氨基酸。谷类蛋白质中赖氨酸含量多半较少，所以它们的限制氨基酸是赖氨酸。

(3) 不完全蛋白质：这类蛋白质不能提供人体所需的全部必需氨基酸，单纯靠它们既不能促进生长发育，也不能维持生命。例如，肉皮中的胶原蛋白便是不完全蛋白质。

(三) 蛋白质互补作用

两种或两种以上食物蛋白质混合食用，其中所含有的必需氨基酸取长补短，相互补充，达到较好的比例，从而提高蛋白质利用率的作用，称为蛋白质互补作用。不同食物的蛋白质中的必需氨基酸含量和比例不同，其营养价值不一。通过将不同种类的食物相互搭配，可提高限制氨基酸的模式，由此提高食物蛋白质的营养价值。

为充分发挥食物蛋白质的互补作用，在调配膳食时，应遵循三个原则：一是食物的生物学种属愈远愈好，如动物性和植物性食物之间的混合比单纯植物性食物之间混合要好；二是搭配种类愈多愈好；三是食用时间愈近愈好，同时食用最好，因为单个氨基酸在血液中的停留时间约 4 小时，然后到达组织器官，再合成组织器官的蛋白质，而合成组织器官蛋白质的氨基酸必须同时到达才能发挥互补作用，合成组织器官蛋白质。

(四) 蛋白质的主要食物来源

人们每日从饮食中摄取的蛋白质分为植物性蛋白质和动物性蛋白质两大类，各类食物所含的蛋白质在数量上与质量上有着很大的差别。一般说来，动物性蛋白质在数量和质量上都优于植物性蛋白质。目前，国内人们的膳食蛋白质仍以植物性蛋白质为主，因此，应该提高动物性蛋白质在食物蛋白质中的比例，来自于肉、奶、蛋、鱼和大豆中的蛋白质为优质蛋白质。具体来说，蛋白质的主要食物来源有以下几类：

谷类：谷类是我国人民膳食蛋白质的主要来源。一般含蛋白质 6%～10%。谷类蛋白质的共同缺点是缺乏赖氨酸。所以谷类蛋白质的营养价值不是很高。

豆类：豆类蛋白质含量高，大豆含蛋白质达 35%～40%，其他豆类蛋白质含量为 20%～30%。豆类蛋白质所含的赖氨酸较丰富，但其不足之处是蛋氨酸略显缺乏。如果将谷类和豆类混合食用。则可使两者的利用率均得到提高。

坚果类：如花生、核桃、葵花子、莲子等含有 15%～25% 的蛋白质。

肉类：肉类含蛋白质 10%～20%，所含的必需氨基酸种类齐全，数量充分，属优质蛋白质。

禽类：禽类蛋白质含量为 15%～20%，其氨基酸构成近似人体肌肉组织，利用率较高。

鱼类：鱼类蛋白质含量为 15%～20%，因鱼类肌肉组织的肌纤维较短，加之含水量较丰富，所以容易被消化吸收。

蛋类：蛋类含蛋白质 10%～15%，主要为卵白蛋白，其次是卵磷蛋白。

奶类：牛奶中蛋白质平均含量为 3.3%，主要是酪蛋白、乳白蛋白和乳球蛋白。

四、脂类

脂类是油、脂肪、类脂的总称，是一类一般不溶于水而溶于脂溶性溶剂的化合物。食物中的油脂主要是油、脂肪，一般把常温下是液体的称作油，而把常温下是固体的称作脂肪。

（一）生理功能

1. 供能和贮能

每克脂肪完全氧化可释放 9kcal 能量，为等量碳水化合物和蛋白质的两倍多，因此它是人体最丰富的能量来源，同时也是体内能量的贮存库。人体的能量来源除供生理代谢及体力活动所需之外，多余的部分则转化成脂肪，贮存于皮下或体内脏器之间，必要时可为机体提供能量。当机体摄入能量过多时，体内贮存脂肪增多，体重大大增加，人体就发胖；机体长期能量摄入不足，会使体内贮存脂肪消耗增加，从而使人消瘦。体内贮存脂肪的含量是可变的，它随个体能量摄入和消耗情况而定。

2. 构成身体组织和细胞的重要成分

皮下脂肪、腹腔内和内脏周围脂肪均为贮能脂肪。健康的人有一个正常的体脂含量,女性体内脂肪含量高于男性,一般成年女性体脂含量为 20%~25%,成年男性为 15%~20%。脂类中的类脂成分(如磷脂和胆固醇)是多种组织和细胞的构成成分,有时也称为结构脂肪,它们在体内含量一般是相对固定的。这些类脂成分与蛋白质结合成脂蛋白,参与构成细胞膜、核膜、线粒体膜和内质网膜等,与细胞的正常代谢和生理活动密切相关。此外,胆固醇在体内可以转化生成胆汁酸盐、维生素 D_3、肾上腺皮质激素以及性激素等多种具有重要生理功能的类固醇化合物。

3. 提供必需脂肪酸

人体内不能自行合成,必须由食物供给的脂肪酸,称为必需脂肪酸,如亚油酸、亚麻酸和花生四烯酸等。必需脂肪酸在人体内具有特殊的生理作用,是维持人体健康必不可少的成分。它们多以脂肪形式存在于食物中,因此只有通过摄入脂肪,机体才能获得必需脂肪酸。

4. 促进脂溶性维生素的吸收

脂溶性维生素 A(β-胡萝卜素)、D、E 和 K 只有溶解在脂肪中才能被机体吸收利用,故脂肪充当了这四种脂溶性维生素的溶剂和载体,参与其吸收与利用过程。研究表明,胡萝卜单独生吃时,其中 β-胡萝卜素吸收较差,但经过加油炒制或凉拌后,其吸收率大为增加。脂肪长期摄入不足,会影响机体对脂溶性维生素的吸收,导致脂溶性维生素缺乏症。

5. 保护作用

脂肪的不导热性可以防止体温散失过快,起到保温作用,胖人怕热不怕冷就是这个道理。脂肪是人体内脏器官的支持和保护层,它像软垫一样缓解机械冲击,减少脏器之间的摩擦和震荡,起到保护内脏器官的作用。内脏周围的脂肪组织还对内脏起固定作用,如肾脏周围的脂肪太少,就容易发生肾下垂。此外,脂肪对肌肉、关节等也具有一定的保护作用。

(二)脂肪的组成

脂肪由 C、H、O 三种元素组成。脂肪是由甘油和脂肪酸组成的三酰甘油酯,可溶于多数有机溶剂,但不溶解于水。其中甘油的分子比较简单,而脂肪酸的种类和长短却不相同。因此,脂肪的性质和特点主要取决于脂肪酸,不同食物中的脂肪所含有的脂肪酸种类和含量不一样。自然界有 40 多种脂肪酸,因此可形成多种脂肪酸甘油三酯;脂肪酸分三大类:饱和脂肪酸、单不饱和脂肪酸、多不饱和脂肪酸。

(三)脂肪的主要食物来源

脂肪的来源可分下述两种:

动物性来源:一是动物体内贮存的脂肪,如猪油、牛油、羊油、鱼油、骨髓、肥肉、鱼肝油等。二是动物乳中的脂肪,如奶油等。动物性食物以畜肉类含脂肪最丰富,且多为饱和脂肪酸;禽肉一般含脂肪量较低,多数在10%以下。鱼类脂肪含量基本在10%以下,多数在5%左右,且其脂肪含不饱和脂肪酸多。蛋类以蛋黄含脂肪最高,约为30%左右。

植物性来源:植物性脂肪来源主要是从植物中的果实内提取,如芝麻、葵花籽、花生、核桃、松籽、黄豆等。植物性食物中以坚果类含脂肪量最高,最高可达50%以上,不过其脂肪组成多以亚油酸为主,所以是多不饱和脂肪酸的重要来源(见下表)。

各种植物含脂肪酸的参数表

名称	饱和脂肪酸(%)	单不饱和脂肪酸(%)	多不饱和脂肪酸(%)
豆油	14	23	58
花生油	17	46	32
橄榄油	13	74	8
玉米油	13	24	59
棉籽油	26	18	50
葵花籽油	13	24	59
红花油	9	12	75
改良菜籽油	7	55	33
椰子油	86	6	2
棕榈油(核)	81	11	2
棕榈油	49	37	9
葡萄籽油	11	16	68
核桃油	9	16	70
奶油	62	29	4
牛脂	50	42	4
羊油	47	42	4
猪油	40	45	11
鸡油	30	45	21

五、碳水化合物(糖类)

碳水化合物又称糖,由 C、H、O 三种元素组成,分子中 H 和 O 的比例通常为 2∶1,与水分子中的比例一样,故称为碳水化合物。碳水化合物是为人体提供热能的三种主要的营养素中最廉价的营养素。食物中的碳水化合物分成两类:人可以吸收利用的有效碳水化合物,如:单糖、双糖、多糖;人不能消化的无效碳水化合物,如:纤维素。

(一) 生理功能

1. 供给能量

每克葡萄糖产热 16 kJ,人体摄入的碳水化合物在体内经消化变成葡萄糖或其他单糖参加机体代谢。每个人膳食中碳水化合物的比例没有规定具体数量,我国营养专家认为碳水化合物产热量占总热量的 60%～65%为宜。平时摄入的碳水化合物主要是多糖,在米、面等主食中含量较高,摄入碳水化合物的同时,能获得蛋白质、脂类、维生素、矿物质、膳食纤维等其他营养物质。而摄入单糖或双糖如蔗糖,除能补充热量外,不能补充其他营养素。

2. 构成细胞和组织

每个细胞都有碳水化合物,其含量为 2%～10%,主要以糖脂、糖蛋白和蛋白多糖的形式存在,分布在细脑膜、细胞器膜、细胞质以及细胞间质中。

3. 节省蛋白质

食物中碳水化合物不足,机体不得不动用蛋白质来满足机体活动所需的能量,这将影响机体用蛋白质进行合成新的蛋白质和组织更新。因此,完全不吃主食、只吃肉类是不适宜的,因肉类中含碳水化合物很少,这样机体组织将用蛋白质产热,对机体没有好处。所以减肥病人或糖尿病患者最少摄入的碳水化合物不要低于 150 g 主食。

4. 维持脑细胞的正常功能

葡萄糖是维持大脑正常功能的必需营养素,当血糖浓度下降时,脑组织可因缺乏能源而使脑细胞功能受损,造成功能障碍,并出现头晕、心悸、出冷汗,甚至昏迷。

5. 抗酮体的生成

当人体缺乏糖类时,可分解脂类供能,同时产生酮体。酮体可导致高酮酸血症。

6.解毒

糖类代谢可产生葡萄糖醛酸,葡萄糖醛酸与体内毒素(如:药物胆红素)结合进而解毒。

7.加强肠道功能

与膳食纤维有关,防治便秘、预防结肠和直肠癌、防治痔疮等。

(二) 碳水化合物的主要食物来源

一般说来,对碳水化合物没有特定的饮食要求,主要是应该从碳水化合物中获得合理比例的热量摄入。另外,每天应至少摄入 $50\sim100$ g 可消化的碳水化合物,以预防碳水化合物缺乏症。

碳水化合物的主要食物来源有:糖类、谷物(如水稻、小麦、玉米、大麦、燕麦、高粱等)、水果(如甘蔗、甜瓜、西瓜、香蕉、葡萄等)、干果类、干豆类、根茎蔬菜类(如胡萝卜、番薯等)等。

六、矿物质(无机盐)

矿物质是构成人体组织和维持正常生理功能必需的各种元素的总称,是人体必需的七大营养素之一。人体中含有的各种元素,除了碳、氧、氢、氮等主要以有机物的形式存在以外,其余的 60 多种元素统称为矿物质(也叫无机盐),其中 25 种为人体营养所必需。钙、镁、钾、钠、磷、硫、氯 7 种元素含量较多,约占矿物质总量的 $60\%\sim80\%$,称为宏量元素。其他元素如铁、铜、碘、锌、锰、钼、硒、钴、铬、锡、钒、硅、镍、氟 等 14 种,存在数量极少,在机体内含量少于 0.005%,被称为微量元素。体内的微量元素与人的健康息息相关,过多或过少都有可能引起疾病。

(一) 生理功能

1. 构成机体组织的重要成分

钙、磷、镁——骨骼、牙齿。缺乏钙、镁、磷、锰、铜,可能引起骨骼或牙齿不坚固。

2. 为多种酶的活化剂、辅因子或组成成分

钙——凝血酶的活化剂、锌——多种酶的组成成分。

3. 某些具有特殊生理功能物质的组成部分

碘——甲状腺素、铁——血红蛋白。

4. 维持机体的酸碱平衡及组织细胞渗透压

酸性(氯、硫、磷)和碱性(钾、钠、镁)无机盐适当配合,加上重碳酸盐和蛋白

质的缓冲作用,维持着机体的酸碱平衡;无机盐与蛋白质一起维持组织细胞的渗透压;缺乏铁、钠、碘、磷可能会引起疲劳等。

5. 维持神经肌肉兴奋性和细胞膜的通透性

钾、钠、钙、镁是维持神经肌肉兴奋性和细胞膜通透性的必要条件。

人体内矿物质不足,可能出现许多症状;矿物质如果摄取过多,容易引起过剩及中毒。所以一定要注意矿物质的适量摄取。

(二)幼儿较易缺乏的无机盐

各种矿物质在人体新陈代谢过程中,每天都有一定量随各种途径,如粪、尿、汗、头发、指甲、皮肤及黏膜的脱落排出体外,因此,必须通过饮食补充。由于某些无机元素在体内,其生理作用剂量带与毒性剂量带距离较小,故过量摄入不仅无益反而有害,特别要注意摄入量不宜过大。根据矿物质在食物中的分布及其吸收、人体需要特点,在我国人群中比较容易缺乏的有钙、铁、锌。在特殊地理环境或其他特殊条件下,也可能有碘、硒及其他元素的缺乏问题。

1. 钙

正常的情况下成人体内含钙约为 1 200 g,其中约 99% 存在于骨骼和牙齿中,主要以羟磷灰石结晶的形式存在,维持骨骼和牙齿具有坚硬的结构和支架。另外约 1% 的钙常以游离的或结合的离子状态存在于软组织细胞外液及血液中,发挥重要的调节生理功能的作用,统称为混溶钙池。混溶钙池与骨骼中的钙维持着动态平衡,即骨中的钙不断地从破骨细胞中释放出进入混溶钙池,保证血浆钙的浓度维持恒定;而混溶钙池中的钙又不断沉积于成骨细胞。这种钙的更新,成年人每日约为 700 mg,钙的更新速度随着年龄的增长而减慢,幼儿的骨骼每 1～2 年更新一次,成年人的骨骼约 10～12 年才能更新一次。男性约 18 岁以后,骨的长度开始稳定,女性更早一些,身高的发育速度逐渐停止,但骨质的密度仍继续增长数年。通常在 35 岁以后,骨骼中的钙等无机物质的含量逐渐减少,如不充分补充钙等物质,可能出现钙缺乏引起的包括骨质疏松在内的严重疾病等现象,女性多于男性。

(1) 生理功能

人的一生都不能缺少钙,主要因为钙对人体来说有着如下重要功能:

一是构成骨骼和牙齿的主要成分。骨骼和牙齿中大量的钙,是构成机体组织的主要成分,并使骨骼有一定的硬度,起着支撑身体的作用。

二是维持细胞的生存和功能。细胞分裂繁殖,数目渐增,与单细胞渐渐改变功能,都需要钙的参加。钙自细胞外进入,唤醒细胞开始工作,否则细胞一直保持睡眠状态。钙进入细胞,发出电波,和布满全身的神经纤维形成人体情报网络,信息的输入经过钙的活动才传到身体各部位。内分泌腺细胞分泌激素时也必须由钙经过血液,到器官中传递信息。细胞的单个功能和互相联络的网络都不能缺少钙,甚至老化、疾病、死亡都可以用钙的平衡说明。充分摄入钙质,细胞才能保持健康活跃,人也才能蓬勃和有朝气。

三是参与神经肌肉的应激过程。在细胞水平上,作为神经和肌肉兴奋-收缩之间的偶联因子,促进神经介质释放和内外分泌腺分泌激素的调节剂,传导神经冲动,维持心跳节律。钙有镇静作用,当体液中钙浓度降低时,神经和肌肉的兴奋性增高,肌肉出现自发性收缩,严重时出现抽搐;当体液中钙浓度增加时,则抑制神经和肌肉的兴奋性。

四是维持体内酸碱平衡,维持和调节体内许多生化过程。它能促进体内多种酶的活动,多种酶激活剂,如脂肪酶、淀粉酶等等均受钙离子调节。当体内钙缺乏时,蛋白质、脂肪、碳水化合物不能充分利用,导致营养不良、厌食、便秘、发育迟缓、免疫功能下降。

五是作为一种凝血因子。在凝血酶原转变为凝血酶时起到催化作用,然后凝血酶使纤维蛋白原聚合为纤维蛋白,使血液凝固。钙与磷脂结合,维持细胞膜的完整性和通透性。钙离子能使体液正常通过细胞膜,通常用来缓解由于过敏等所引起的细胞膜渗透压的改变。

(2) 钙的食物来源

牛奶:250 g牛奶,含钙300 mg,还含有多种氨基酸、乳酸、矿物质及维生素,促进钙的消化和吸收。而且牛奶中的钙质人体更易吸收,因此,牛奶应该作为日常补钙的主要食品。其他奶类制品如酸奶、奶酪、奶片,都是良好的钙来源。

海带和虾皮:海带和虾皮是高钙海产品,每天吃上25 g,就可以补钙300 mg。它们还能够降低血脂,预防动脉硬化。海带与肉类同煮或是煮熟后凉拌,都是不错的美食。虾皮中含钙量更高,25 g虾皮就含有500 mg的钙,所以,用虾皮做汤或做馅都是日常补钙的不错选择。

豆制品:大豆是高蛋白食物,含钙量也很高。500 g豆浆含钙120 mg,150 g豆腐含钙就高达500 mg,其他豆制品也是补钙的良品。友情提醒:豆浆需要反复煮开 7 次才能够食用,而豆腐则不可与某些蔬菜同吃,比如菠菜。菠菜中含有草酸,它可以和钙相结合生成草酸钙结合物,从而妨碍人体对钙的吸收,所以豆腐以及其他豆制品均不宜与菠菜一起烹制。但,豆制品若与肉类同烹,则会味道可口,营养丰富。

动物骨头:动物骨头里 80％以上都是钙,但是不溶于水,难以吸收,因此在制作成食物时可以事先敲碎它,加醋后用文火慢煮。吃时去掉浮油,放些青菜即可做成一道美味鲜汤。

蔬菜:蔬菜中也有许多高钙的品种。雪里蕻 100 g 含钙 230 mg;小白菜、油菜、茴香、芫荽、芹菜等每 100 g 钙含量也在 150 mg 左右。

(3) 钙的吸收

钙主要在近端小肠以主动和被动形式吸收。当膳食钙摄入不足时,以主动吸收为主,但主动吸收不能完全补偿钙摄入不足。影响钙的吸收的主要因素包括:食物因素、机体因素、维生素 D。

食物因素:妨碍钙吸收的膳食因素有酒精、咖啡因、草酸、植酸等。蛋白质摄入对钙代谢平衡的利弊尚有争议,高蛋白膳食增加尿钙排出,但同时又促进肠道钙吸收。脂肪有助于膳食钙的吸收。

机体因素:随着年龄的增长,钙的吸收率下降;男性钙吸收率高于女性;机体缺钙或需要钙时钙吸收多;病理状态(如糖尿病)下钙吸收率下降;神经紧张、忧虑、不爱运动,钙吸收差。

维生素 D:钙主动吸收需要维生素 D,维生素 D 缺乏或不足时,钙主动吸收下降,间接造成钙缺乏。人体钙的代谢平衡也受到维生素 D、甲状旁腺素、降钙素等激素影响。

另外,抑制钙吸收的主要物质有:草酸盐与植酸盐、膳食纤维、膳食中钙磷比值等。草酸盐与植酸盐可与钙结合生成难于吸收的盐类,粮食中植酸较多,某些蔬菜(如菠菜)含草酸较多。膳食纤维含有多种酸性基团如糖醛酸,在胃肠道内电离成负电性,与金属钙离子以静电离子键或配位键结合成络合物,从而影响钙的吸收。膳食中过多的磷可使钙磷化合物在肠腔中沉淀。长期摄入过多的磷可损害平衡机制,改变钙代谢,引起低钙血症和继发性甲状腺功能亢进。过量饮酒、进食碱性过高的饮食、服用某些治疗药物也会影响钙的吸收。

2. 铁

铁元素是构成人体必不可少的元素之一,缺铁会影响到人体的健康和发育,最大的影响即是缺铁性贫血。世界卫生组织的调查表明,大约有50%的女童、20%的成年女性、40%的孕妇会发生缺铁性贫血。必要时可以通过食物或专用营养剂为人体额外补充必需的、适量的无机铁或有机铁化合物,从而补充铁元素,以达到强身健体、预防或辅助治疗疾病的目的。

(1) 生理功能

铁是人体的一种必需微量元素,在人体内的分布非常广,几乎所有组织都包含铁,以肝、脾含量为最高,肺内也含铁。铁是血红蛋白的重要组成部分,是血液里输送氧和交换氧的重要元素,铁同时又是很多酶的组成成分与氧化还原反应酶的活化剂。

铁和酶的关系:铁参与血红蛋白、肌红蛋白、细胞色素、细胞色素酶等的合成,并且激活琥珀酸脱氢酶、黄嘌呤氧化酶等的活性。红细胞的作用是输送氧,每个红细胞约含2.8亿个血红蛋白,每个血红蛋白分子又含4个铁原子,这些血红蛋白里的铁原子才是真正携带与输送氧的重要成分。肌红蛋白是肌肉贮存氧的地方,每个肌红蛋白含一个亚铁血红素,当肌肉运动的时候,它可以提供或者补充血液输氧的不足。细胞色素酶是身体内复杂的氧化还原过程所不能缺少的物质,有了它才可完成电子传递,并且在三羧酸循环里使脱下的氢原子和由血红蛋白从肺运来的氧生成水,以保证机体代谢的需要,同时在这一过程中释放出能量,以供给机体的需要。在氧化过程中所产生的过氧化氢等有害物质,又可被含铁的触酶与过氧化物所破坏而产生解毒作用。

铁参与能量代谢和造血功能:因铁在人体中有多种存在形式,其生理功能也相当广泛。如血红蛋白可输送氧,肌红蛋白可贮存氧,细胞色素可转运电子,铁结合各类酶又可分解过氧化物,解毒抑菌,并且参与三羧酸循环,释放能量。铁的释放能量作用和细胞膜线粒体聚集铁的数量多少有关,线粒体聚集铁愈多,释放的能量也就愈多。

铁还影响蛋白和脱氧核糖核酸的合成,参与造血和维生素的代谢。很多研究表明,缺铁时肝脏内合成脱氧核糖核酸的合成将受到抑制,肝脏的发育减慢,肝细胞及其他细胞内的线粒体与微粒体发生异常,细胞色素C的含量减少,造成蛋白质的合成和能量减少,进而发生贫血和身高、体重发育不良等。另外,缺铁还可导致身体内无机盐和维生素的代谢障碍。

铁和免疫功能:铁在身体内参与造血,并且形成血红蛋白、肌红蛋白,参与氧的携带与运输。铁还是多类酶的活性中心,铁的过剩与铁的缺少均可以使机体感染机会增多,因微生物的生长繁殖也要铁的存在。实验表明缺铁时中性粒细胞的杀菌能力降低,淋巴细胞的作用受损,在补充铁后免疫功能可以得到改善。在中性粒细胞吞噬细菌的过程中,需要依赖超氧化物酶将细菌杀灭,在缺铁时此酶系统不能发挥其作用。

铁与其他元素的关系:在铅中毒时铁的利用发生障碍,同时肠道铁的吸收受到抑制。缺铁性贫血病人细胞内铜、锌的浓度降低,加服铁剂后上升。实验小鼠口服镉能够抑制肠道对铁的吸收,血清铁蛋白降低,引发小细胞低色素性贫血,并且必须静脉补充铁剂才可纠正。长时间血液透析的尿毒症病人出现小细胞低色素性贫血,也必须静脉补充铁剂才可纠正,也许与其血清铝与红细胞铝超负荷有一定的关系。机体缺铜时不但使铁的吸收量减少,并且铁的利用也发生障碍。另外,缺铁还能够影响锌吸收。

(2)铁在人体中的吸收、分布与排泄

铁主要由消化道经由十二指肠吸收,胃和小肠亦可少许吸收。二价铁比三价铁易吸收,但是食物里的铁多为三价铁,因此必须在胃和十二指肠内还原成二价铁才可被充分吸收。吸收了的二价铁在肠黏膜上皮细胞内从新氧化为三价铁,并且刺激十二指肠的黏膜细胞形成一种特殊蛋白——亲铁蛋白,后者和三价铁结合形成铁蛋白。铁蛋白里的铁分解为二价铁并非常快进入血循环,残留的铁蛋白仍贮存在肠黏膜细胞内。影响铁吸收的因素非常多,胃酸与胆汁都具有增进铁吸收的功效。

(3)铁的食物来源

食物中含铁丰富的有动物肝脏、肾脏;其次是瘦肉、蛋黄、鸡、鱼、虾和豆类。绿叶蔬菜中含铁较多的有苜蓿、菠菜、芹菜、油菜、苋菜、荠菜、黄花菜、番茄等。水果中以杏、桃、李、葡萄干、红枣、樱桃等含铁较多,干果有核桃,其他如海带、红糖、芝麻酱也含有铁。食物中铁的吸收率在 $1\%\sim22\%$,动物性食物中的铁较植物性食物中的铁易于吸收和利用。动物血中铁的吸收率最高,在 $10\%\sim76\%$ 之间;肝脏、瘦肉中铁的吸收率为 7%;由于蛋黄中存在磷蛋白和卵黄高磷蛋白,与铁结合生成可溶性差的物质,所以蛋黄铁的吸收率还不足 3%;菠菜和扁豆虽富含铁质,但是由于它们含有植酸(小麦粉和麦麸中也有),会阻碍铁的吸收,铁的吸收率很低。现已证明维生素C、肉类、果糖、氨基酸、脂肪可增加铁的吸收,而茶、咖啡、牛乳、植物酸、麦麸等可抑制铁的吸收,所以膳食应注意食物合理搭配,以增加铁的吸收,可吃些富含维生素 C 的水果及蔬菜(如苹果、番茄、花椰菜、马铃薯、包心菜等)。从膳食结构上来看,我们的日常饮食一直以植物性食物为主,而植物中的铁含量并不低,占到膳食总铁摄入量的 85％以上,比例虽大却多为非血红素铁。人体对这种铁的吸收率很低,平均不足 5％,而且,植物性食物中还含有大量植酸、多酚,这些物质可与铁形成难以溶解的化合物,会影响铁的吸收。这也成为我们缺铁的重要原因。

3. 碘

碘是人体必需微量元素之一,被称为“智慧元素”。健康成人体内碘的总量为 30 mg(20～50 mg),其中 70％～80％存在于甲状腺。饮食中如果长期缺碘,会引起儿童智力低下等许多临床疾病的发生,严重影响国家民族的人口素质和社会发展。那么,如此重要的碘在人体中都有什么生理作用呢?

(1) 碘的作用

促进生物氧化:甲状腺素能促进三羧酸循环中的生物氧化,协调生物氧化和磷酸化的偶联,调节能量转换。

调节蛋白质合成和分解:当蛋白质摄入不足时,甲状腺素有促进蛋白质合成作用;当蛋白质摄入充足时,甲状腺素可促进蛋白质分解。

促进糖和脂肪代谢:甲状腺素能加速糖的吸收利用,促进糖原和脂肪分解氧化,调节血清胆固醇和磷脂浓度等。

调节水盐代谢:甲状腺素可促进组织中水盐进入血液并从肾脏排出,缺乏时可引起组织内水盐潴留,在组织间隙出现含有大量黏蛋白的组织液,发生黏液性水肿。

促进维生素的吸收利用:甲状腺素可促进烟酸的吸收利用,胡萝卜素转化为维生素 A 过程及核黄素合成核黄素腺嘌呤二核苷酸等。

增强酶的活力:甲状腺素能活化体内 100 多种酶,如细胞色素酶系、琥珀酸氧化酶系、碱性磷酸酶等,在物质代谢中起作用。

促进生长发育:甲状腺素促进骨骼的发育和蛋白质合成,维护中枢神经系统的正常结构。

(2) 生理功能

碘在体内主要参与甲状腺素的合成,其生理作用是通过甲状腺素的作用表现出来的。甲状腺素调节和促进代谢,与生长发育关系密切。

一是参与能量代谢。在蛋白质、脂类、碳水化合物的代谢中,甲状腺素促进氧化和氧化磷酸化过程,促进分解代谢、能量转换,增加氧耗量,参与维持与调节体温。

二是促进代谢和体格的生长发育。所有哺乳类动物都必须有甲状腺素以维持其细胞的分化与生长。碘缺乏可致儿童生长发育受阻。

三是促进神经系统发育。在脑发育阶段,神经元的迁移及分化、神经突起的分化和发育都需要甲状腺素的参与。缺碘可对大脑神经造成不可逆转的损害。

四是垂体激素作用。碘、甲状腺激素与中枢神经系统有密切关系。

(3) 缺碘的危害

由于机体发生缺碘的时期、程度等各不相同,因此表现症状也不同,医学上将这一系列由于缺碘而造成的障碍称为碘缺乏病。这种危害不仅包括典型的、明显的或严重的因缺碘而造成的疾病,如甲状腺肿大,克汀病等,也包括对那些居住在缺碘地区的正常居民可能造成的危害。不同发育阶段碘缺乏病的表现不同。

胎儿期主要表现有:流产、死胎、先天畸形、围产期或婴幼儿死亡率增加。地方性克汀病(呆小病),神经型:智力落后、聋哑、斜视、痉挛性瘫痪、不同程度的步态和姿态异常;黏肿型:黏液性水肿、侏儒、智力落后、神经运动功能发育落后;胎儿甲状腺功能减退。

新生儿期主要表现有:新生儿甲状腺功能减退、新生儿甲状腺肿。

儿童青春期主要表现有:甲状腺肿、青春期甲状腺功能减退、亚临床型克汀病、智力发育障碍、体格发育障碍、单纯性聋哑。

成人期主要表现有:甲状腺脓肿及其并发症、甲状腺功能病退、智力障碍、碘性甲亢。

(4) 碘缺乏病的预防

由于碘缺乏病的病因十分清楚,所以其预防措施也很明确。补碘是预防和控制地方性碘缺乏病的唯一途径,各国因具体情况不同,其补碘措施也不尽相同,但食盐加碘被证明是最为经济而有效的方法。我国对消除碘缺乏病非常重视,采取了以长期供应加含碘盐为主的综合防治措施。自1996年起,全国所有食盐都要加碘。所谓碘盐就是在普通食盐中以1∶20 000的比例掺加碘化钾或碘酸钾。因此,人们只要正确地食用碘盐,就可以预防碘缺乏病。这是普遍增强人们体质、提高儿童智商的最经济、简便、行之有效的方法。缺碘严重者或已患病者，应在医生指导下服用碘制剂或注射碘化油等，但切勿随意加量，因为碘过量也会引起多种病症。

（5）碘过量的危害

过量摄入碘对人体健康的危害主要是高碘性甲状腺肿。高碘对智力发育同样有影响。虽然高碘对智力发育的影响不如碘缺乏的作用明显，但动物实验已证明，过量碘负荷可使动物脑重量减轻，学习记忆力下降。很多流行病学调查都显示，高碘摄入地区学生的智商明显低于适量碘摄入地区。建议正常人每日碘摄入量在 1 000 μg 以下。而且应注意，缺碘人群补碘时，碘摄入量不宜过高，速度不宜过快。

（6）膳食参考摄入量

人体对碘的需要量，取决于对甲状腺素的需要量。维持正常代谢和生命活动所需的甲状腺素是相对稳定的，合成这些激素所需的碘量为 $50\sim75$ μg。2000 年中国营养学会制定的《中国居民膳食营养素参考摄入量（DRIs）》中，成人碘推荐摄入量（RNI）为 150 μg/日，孕妇 175 μg/日，乳母 200 μg/日，成人可耐受最高摄入量（UL）为 1 000 μg/日。

（7）碘的主要食物来源

人类所需的碘主要来自食物，占总摄入量的 $80\%\sim90\%$，其次为饮水与食盐。海洋生物含碘丰富，是碘的良好来源，如海带、紫菜、海鱼、蚶干、蛤干、干贝、淡菜、海参、海蜇、龙虾等。其中干海带含碘可达 36 mg/kg。陆地食物中，动物性食物含碘量高于植物性食物，蛋、奶含碘量相对稍高（$40\sim90$ μg/kg），其次为肉类，淡水鱼含碘量低于肉类。

4. 锌

微量元素锌是生命元素，研究表明，锌参与了人体内 80 多种酶的代谢过程，尤其 DNA 和 RNA 聚合酶，它直接参与核酸蛋白质的合成，细胞的分化和增殖以及许多代谢。人体内还有一些酶需要锌的激活，而发挥其活性作用。因此，锌是人体生长发育、生殖遗传、免疫内分泌、神经、体液等重要生理过程中必不可少的物质，缺锌会对人体的各系统产生不利影响，所以锌被人们誉为"生命之花"。正常人血锌值为 13.94 $\mu mol/L$，如低于 11.48 $\mu mol/L$ 则视为缺锌症。

（1）生理功能

一是参与人体内许多金属酶的组成。锌是人体 200 多种酶的重要组成成分,在按功能划分的六大酶类(氧化还原酶类、转移酶类、水解酶类、裂解酶类、异构酶类和合成酶类)中均有含锌酶,这些含锌酶在组织呼吸以及蛋白质、脂肪、糖和核酸等的代谢中发挥着重要作用。

二是提高免疫力。锌是强效免疫调节剂,可增强胸腺、脾脏和淋巴的免疫功能,还能提高胸腺激素的含量,提高 T 细胞的杀伤活力,以及直接抗击某些细菌、病毒的能力,从而减少患病的几率。人体缺锌可致免疫力下降,生病周期比别人长,易反复感染。

三是维持正常食欲。锌是唾液中味觉素的重要组成,人体缺锌会导致黏膜增生和角化不全,使大量脱落的上皮细胞堵塞住味蕾小孔,食物难以接触到味蕾,从而降低味蕾的敏感度,使味觉功能减退。此外,缺锌会让体内的含锌消化酶减少,导致消化能力变弱,影响食欲,最终引起偏食、厌食、异食癖。

四是促进生长发育。锌是调节 DNA 复制、转译和转录的 DNA 聚合酶的必需组成部分,缺锌的突出症状是生长、蛋白质合成、DNA 和 RNA 代谢等发生障碍。小孩缺锌可致生长发育落后,智力缺陷,性器官发育不全,性机能低下,青春期第二性征发育迟缓,睾丸发育不良或月经不正常等。孕妇缺锌严重可致胎儿畸形、早产、死胎等。

五是加快伤口愈合。锌元素可以加速表皮细胞的分裂生长,加快伤口新生肉芽组织的形成,增强肌肉产生胶原纤维的能力,使胶原纤维的排列更均匀、有序,缩短伤口的愈合时间。提高血清中锌的浓度,可使伤口愈合得更加紧密,不易裂开。

六是保护皮肤健康。动物和人都可因缺锌而影响皮肤健康,出现皮肤粗糙、干燥等现象,在组织学上可见上皮角化和食道的类角化(也可能与硫和黏多糖代谢异常有关,在缺锌动物身上已发现了这种代谢异常),皮肤创伤治愈变慢,对感染的易感性增加。

七是影响维生素 A 的代谢。锌可促进人体对维生素 A 吸收,维生素 A 平时储存在肝脏中,当人体需要时,将维生素 A 输送到血液中,这个过程需要锌的参与才能完成。而维生素 A 与人的视觉功能紧密相关,一旦缺少,可造成视力下降,严重则会出现夜盲症。

八是维持男性的生育功能。锌在男性体内主要集中在生殖系统,它也因此被誉为男人的"生命之花"。锌是精子代谢、男性生殖系统免疫功能、合成荷尔蒙的重要营养素,男性缺锌不仅导致少精、弱精等精子异常,而且免疫力低,容易受前列腺炎等炎症的困扰,性功能也往往出现障碍。生长发育期的男性缺锌则可致性器官发育不全。

(2)锌缺乏的原因

一是摄入不足。母乳初乳中含锌量比成熟乳高,婴儿出生后,未哺母乳或母乳不足,未适时添加富锌辅食可致锌摄入不够,米面类食物其含植酸、草酸、及纤维素使锌的吸收利用率低,亦易引起锌缺乏。有偏食、厌食、挑食的坏习惯,是年长儿缺锌的主要原因。

二是需要量增加。生长发育迅速,易出现缺锌,新陈代谢旺盛使锌消耗增加。处于应激状态,如患恶性肿瘤、感染性疾病时,锌需要量增加,患慢性肾脏病、尿毒症时锌容易丢失。

三是吸收利用障碍。慢性消化性疾病影响锌的吸收利用,如脂肪泻,锌与脂肪碳酸盐结合成不溶解的复合物,影响锌的吸收,肠炎腹泻时使含锌渗出液大量排出。还有先天性锌缺陷等。

总之,充分了解微量元素锌在人体生命中的作用,合理补充锌,有利于优生优育,预防畸形儿,也有利于儿童的生长发育,提高视力,增进食欲,提高机体的免疫力。建议在医师和营养师指导下合理、及时补充微量元素锌,以提高生命质量。

七、维生素

(一)维生素的分类

维生素是维持身体健康所必需的一类有机化合物。这类物质在体内既不是构成身体组织的原料,也不是能量的来源,而是一类调节物质,在物质代谢中起重要作用。这类物质由于体内不能合成或合成量不足,所以虽然需要量很少,但必须经常由食物供给。

维生素又名维他命,通俗来讲,即维持生命的物质,是维持人体生命活动必需的一类有机物质,也是保持人体健康的重要活性物质。维生素在体内的含量很少,但不可或缺。各种维生素的化学结构以及性质虽然不同,但它们却有着以下共同点:

① 维生素均以维生素原的形式存在于食物中;

② 维生素不是构成机体组织和细胞的组成成分,也不会产生能量,其作用主要是参与机体代谢的调节;

③ 大多数的维生素,机体不能合成或合成量不足,不能满足机体的需要,必须经常通过食物中获得;

④ 人体对维生素的需要量很小,日需要量常以毫克或微克计算,但一旦缺乏就会引发相应的维生素缺乏症,对人体健康造成损害;

维生素是个庞大的家族,现阶段所知的维生素就有几十种,大致可分为脂溶性和水溶性两大类。脂溶性类主要有维生素 A、D、E、K,水溶性类主要有维生素 B 族、维生素 C 等。

(二) 幼儿较易缺乏的维生素

1. 维生素 A——眼的保护神

(1) 生理功能

① 维持正常视觉功能

维生素 A 素有"眼睛的守护神"之称,对于幼儿的眼睛视力发育有很大的帮助。眼的光感受器是视网膜中的杆状细胞和锥状细胞。这两种细胞都存在感光色素,即感弱光的视紫红质和感强光的视紫蓝质。视紫红质与视紫蓝质都是由视蛋白与视黄醛所构成的。视紫红质经光照射后,11 -顺视黄醛异构成反视黄醛,并与视蛋白分离而失色,此过程称"漂白"。若进入暗处,则因对弱光敏感的视紫红质消失,故不能见物。分离后的视黄醛被还原为全反式视黄醛,进一步转变为反式视黄酯(或异构为顺式)并储存于色素上皮中,由视网膜中视黄酯水解酶,将视黄酯转变为反式视黄醇,经氧化和异构化,形成 11 -顺视黄醛,再与蛋白重新结合为视紫红质,恢复对弱光的敏感性,从而能在一定照度的暗处见物,此过程称暗适应。由肝脏释放的视黄醇与视黄醇结合蛋白结合,在血浆中再与前白蛋白结合,运送至视网膜,参与视网膜的光化学反应。若维生素 A 充足,则视紫红质的再生快而完全,故暗适应恢复时间短;若维生素 A 不足,则视紫红质再生慢而不完全,故暗适应恢复时间延长,严重时可产生夜盲症。

② 维护上皮组织细胞的健康和促进免疫球蛋白的合成

维生素 A 可参与糖蛋白的合成,这对于上皮的正常形成、发育与维持十分重要。当维生素 A 不足或缺乏时,可导致糖蛋白合成中间体的异常,引起上皮基底层增生变厚,细胞分裂加快、张力原纤维合成增多,表面层发生细胞变扁、不规则、干燥等变化。鼻、咽、喉和其他呼吸道、胃肠和泌尿生殖系内膜角质化,削弱了防止细菌侵袭的天然屏障(结构),而易于感染。在儿童,极易合并发生呼吸道感染及腹泻。有的肾结石也与泌尿道角质化有关。过量摄入维生素 A，对上皮感染的抵抗力并不随剂量加大而增高。免疫球蛋白是一种糖蛋白，所以维生素 A 能促进该蛋白的合成，对于机体免疫功能有重要影响，缺乏时，细胞免疫呈现下降。

③ 维持骨骼正常生长发育

维生素 A 促进蛋白质的生物合成和骨细胞的分化。当其缺乏时，成骨细胞与破骨细胞间平衡被破坏，或由于成骨活动增强而使骨质过度增殖，或使已形成的骨质不吸收。孕妇如果缺乏维生素 A，会直接影响胎儿发育，甚至发生死胎。

④ 促进生长与生殖

维生素 A 有助于细胞增殖与生长。动物缺乏维生素 A 时，明显出现生长停滞，可能与动物食欲降低及蛋白利用率下降有关。维生素 A 缺乏时，影响雄性动物精索上皮产生精母细胞，雌性阴道上皮周期变化，也影响胎盘上皮，使胚胎形成受阻。维生素 A 缺乏还引起诸如催化黄体酮前体形成所需要的酶的活性降低，使肾上腺、生殖腺及胎盘中类固醇的产生减少，可能是影响生殖功能的原因。

⑤ 抑制肿瘤生长

临床试验表明，维生素 A 酸（视黄酸）类物质有延缓或阻止癌前病变，防止化学致癌剂的作用，特别是对于上皮组织肿瘤，临床上作为辅助治疗剂已取得较好效果。β-胡萝卜素具有抗氧化作用，是机体一种有效的捕获活性氧的抗氧化剂，对于防止脂质过氧化，预防心血管疾病、肿瘤，以及延缓衰老均有重要意义。

⑥ 营养增补剂

在化妆品中用作营养成分添加剂，能防止皮肤粗糙，促进正常生长发育，可用于膏霜乳液中。

（2）维生素 A 缺乏症

① 眼部表现

眼部的症状和体征是维生素 A 缺乏病的早期表现。夜盲或暗光中视物不清最早出现，但往往不被重视，婴幼儿也常常不会叙述。上述暗适应力减退的现象持续数周后开始出现干眼症的变化，眼结膜和角膜干燥，失去光泽，自觉痒感，泪减少，眼部检查可见结膜近角膜边缘处干燥起皱褶，角化上皮堆积形成泡沫状白斑，称结膜干燥斑或毕脱斑，继而角膜发生干燥、浑浊、软化、自觉畏光、眼痛，常用手揉搓眼部导致感染，严重时可发生角膜溃疡、坏死，以致引起穿孔，虹膜、晶状体脱出,导致失明。这些表现多见于小年龄儿童患消耗性感染性疾病如麻疹、疟疾等之后,多数为双侧同时发病。

② 皮肤表现

开始时仅感皮肤干燥,易脱屑,有痒感渐至上皮角化增生,汗液减少,角化物充塞毛囊形成毛囊丘疹。检查触摸皮肤时有粗砂样感觉,以四肢伸面、肩部为多,进而可发展至颈、背部,甚至面部,毛囊角化引起毛发干燥,失去光泽,易脱落,指(趾)甲变脆易折、多纹等。

③ 生长发育障碍

严重维生素 A 缺乏会影响儿童的生长发育,主要是骨骼系统的生长发育。表现为长骨增长迟滞,同时齿龈发生增生和角化,影响成釉质细胞发育。临床表现为身高落后,牙齿釉质易剥落,失去光泽。由于颅骨、脊椎骨发育受阻而神经系统发育照常,使两者不相称,引起脑和脊髓组织受压,导致颅内压增高和脊神经萎缩。

④ 易发生感染性疾病

在维生素 A 缺乏早期或亚临床状态时,免疫功能低下就已经可能存在,表现为消化道和呼吸道感染性疾病发生率增高,且易迁延不愈。

(3) 维生素 A 的主要食物来源

维生素 A 的食物来源主要为动物性食品,动物肝脏、奶类、蛋黄及鱼肝油等均含丰富的维生素 A。胡萝卜素主要来自植物性食品,红色、黄色及绿色的水果与蔬菜中均含丰富的胡萝卜素,如胡萝卜、辣椒、红薯、油菜、杏和柿子等。长期过量地摄入维生素 A 可引起体内蓄积,成人每天摄入 2 万～25 万 μg 以上维生素当量,3～6 个月后会出现中毒现象。中毒者如停止服用维生素 A,其中毒症状可逐渐消失。

2. 维生素 B_1

(1) 理化特性

维生素 B_1 又称硫胺素或抗神经炎维生素或抗脚气病维生素,为白色晶体,在有氧化剂存在时容易被氧化产生脱氢硫胺素,后者在有紫外光照射时呈现蓝色荧光。是由嘧啶环和噻唑环通过亚甲基结合而成的一种 B 族维生素。为白色结晶或结晶性粉末;有微弱的特臭,味苦,有引湿性,露置在空气中易吸收水分。在碱性溶液中容易分解变质。酸碱度在 3.5 时可耐 $100℃$ 高温,酸碱大于 5 时易失效。遇光和热效价下降,故应置于遮光,凉处保存,不宜久贮。在酸性溶液中很稳定,在碱性溶液中不稳定,易被氧化和受热破坏。还原性物质亚硫酸盐、二氧化硫等能使维生素 B_1 失活。

(2) 维生素 B_1 缺乏症

初期症状有:疲乏、淡漠、食欲差、恶心、忧郁、急躁、沮丧、腿麻木和心电图异常。一般分成几类:

① 干性脚气病

初期症状主要表现为烦躁不安、易激动、头痛。往后,以多发性神经炎症状为主,如下肢倦怠、无力、感觉异常(针刺样、烧灼样疼痛)、肌肉无力、肌肉酸痛(腓肠肌为主)。还会出现上升性对称性周围神经炎,表现为肢端麻木,先发生在下肢,脚趾麻木且呈袜套状分布。同时可能会伴随有消化道症状,主要表现为食欲不振、恶心、呕吐、腹痛、腹泻或者便秘、腹胀。

② 湿性脚气病

以水肿和心脏症状为主。即缺乏维生素 B_1 而导致了心血管系统障碍,右心室扩大,出现水肿、心悸、气促、心动过速、心前区疼痛等症状;严重者表现为心力衰竭。

③ 婴儿脚气病

多发生于 $2\sim5$ 月龄的婴儿,且多是维生素 B_1 缺乏的母乳所喂养的婴儿,其发病突然,病情急。初期食欲不振、呕吐、兴奋、心跳快,呼吸急促和困难。严重时身体会出现青紫、心脏扩大、心力衰竭和强直性痉挛,这些症状出现后的 $1\sim2$ 天患儿易突然死亡,抢救时间非常紧急。患"脚气病"的婴幼儿脚部略有浮肿,用手指压迫时即出现一个凹陷,压力解除后,此凹陷不能立即消失。婴幼儿患脚气病人数较多,也较为常见。这是由于婴幼儿生长发育迅速,维生素 B_1 的需要量相应增多,且婴幼儿抵抗力较差,易患疾病,致使维生素 B_1 的吸收受障碍,或消耗增加,如腹泻;呕吐时可使维生素 B_1 的吸收减少,发热或感染时,代谢旺盛,维生素 B_1 消耗增多。另一个原因是这个年龄的小孩多以母乳喂养为主,母乳含维生素 B_1 较低,其含量是牛奶的 $1/4$,若母亲饮食中缺乏维生素 B_1,则乳汁中维生素含量也就更少。人工喂养儿以淀粉食物为主,食用愈多,维生素 B_1 的需要量也愈多,因此,婴幼儿时期患脚气病的人较多。但大多数患儿是轻度缺乏维生素 B_1 致病。

(3) 维生素 B_1 的主要食物来源

富含维生素 B_1 的食品有酵母、花生、黄豆、猪肉、动物内脏和粗杂粮等。我们日常膳食中维生素 B_1 的主要来源仍然是粗杂粮和黄豆,精白面中维生素 B_1 含量较少,米、面中加碱或油炸可使维生素 B_1 大量损失。

3. 维生素 B_2

维生素 B 群对人体的神经机能占有重要的功能,而其中对幼儿最特别的是维生素 B_2。维生素 B_2 被称为是"成长的维生素",身体内如果维生素 B_2 不足,可能造成幼儿成长发育受挫,而导致发育不良,因此,维生素 B_2 对幼儿的成长发育特别重要。维生素 B_2 又叫核黄素,微溶于水,在中性或酸性溶液中加热是稳定的,为体内黄酶类辅基的组成部分(黄酶在生物氧化还原中发挥递氢作用)。缺乏时,影响机体的生物氧化,使代谢发生障碍。其病变多表现为口、眼和外生殖器部位的炎症,如口角炎、唇炎、舌炎、眼结膜炎和阴囊炎等,故维生素 B_2 可用于上述疾病的防治。体内维生素 B_2 的储存是很有限的,因此每天都要由饮食提供。维生素 B_2 的两个性质是造成其损失的主要原因:一是可被光破坏;二是在碱溶液中加热可被破坏。

(1) 维生素 B_2 缺乏症

由于摄入不足、酗酒会导致维生素 B_2 的缺乏。另外某些药物,如治疗精神病的普吗嗪、丙咪嗪,抗癌药阿霉素,抗疟药阿的平等,因会抑制维生素 B_2 转化为活性辅酶形式,故长期服用这些药物时会引发维生素 B_2 的缺乏症。

通常微度缺乏维生素 B_2 不会出现明显症状,但是严重缺乏维生素 B_2 时会出现如下症状:

① 口腔-生殖综合征

口部:嘴唇发红、口角呈乳白色、有裂纹甚至糜烂,口腔炎,口唇炎,口腔黏膜溃疡,舌炎、肿胀、疼痛及地图舌等。

眼部:睑缘炎、怕光、易流泪、易有倦怠感、视物模糊、结膜充血、角膜毛细血管增生,引起结膜炎等。

皮肤:丘疹或湿疹性阴囊炎(女性阴唇炎)、鼻唇沟、眉间、眼睑和耳后脂溢性皮炎。

阴囊炎:最常见,分红斑型、丘疹型和湿疹型,尤以红斑型多见,表现为阴囊对称性红斑,边缘清楚,上覆有灰褐色鳞屑;丘疹型为分散、群集或融合的小丘疹;湿疹型为局限性浸润肥厚、苔藓化,可有糜烂、渗液、结痂。

维生素 B_2 的欠缺会导致口腔、唇、皮肤、生殖器的炎症和机能障碍,称为核黄素缺乏病。

② 长期缺乏会导致儿童生长迟缓,轻中度缺铁性贫血。

③ 严重缺乏时常伴有其他 B 族维生素缺乏症状。

与维生素 B_6、维生素 C 及叶酸一起作用,效果最佳。由于核黄素溶解度相对较低,肠道吸收有限,故一般来说,核黄素不会引起过量中毒。

(2) 维生素 B_2 的主要食物来源

维生素 B_2 又称核黄素,存在于多种食物中。动物性食物一般含量较高,尤其动物内脏含量最丰富,肉类、豆腐、毛豆、酵母、全麦、糙米、牛奶、绿叶蔬菜、坚果类、芝麻等含量也较丰富。植物性食物中豆类含量较多,谷类和一般蔬菜含量较少。

4. 维生素 C

(1) 维生素 C 缺乏的原因

一是摄入不足。一般动物体内可以从葡萄糖和其他单糖合成维生素 C,而人类和某些动物(猴子、豚鼠、鸟类、鱼类)体内缺乏合成维生素 C 所需要的古罗糖酸内酯氧化酶,不能合成维生素 C,必须从外界摄入。如果摄入量不足,即可导致坏血病。人工喂养儿容易缺乏维生素 C,人乳中维生素 C 的含量为 $40\sim70$ mg/L,可以满足一般婴儿的需要,当然,要保证一定的摄入乳量。而牛乳中的维生素 C 含量仅为人乳的 1/4,再经过储存、稀释、加工、消毒灭菌等处理,其维生素 C 含量所剩无几。因此,用牛奶、奶粉、乳儿糕、米面糊等喂养的婴儿,如不及时补充新鲜蔬菜、水果,或偏食,可造成摄入不足。

二是消化、吸收障碍。消化不良和慢性腹泻时维生素 C 的吸收减少,胃酸缺乏时,维生素 C 容易在胃肠道内受到破坏。

三是消耗增加。感染、发热、外科手术、代谢增高和患病时,维生素 C 的需要量增加。

(2) 维生素 C 缺乏症状

维生素 C(抗坏血酸)是胶原蛋白形成所必需的,它有助于保持间质物质的完整,如结缔组织、骨样组织以及牙本质。严重缺乏可引起坏血病,这是一种急性或慢性疾病,特征为出血,类骨质及牙本质形成异常。儿童主要表现为骨发育障碍、肢体肿痛、假性瘫痪、皮下出血。成人表现为齿龈肿胀、出血、皮下淤点、关节及肌肉疼痛、毛囊角化等。

(3) 维生素 C 的主要食物来源

维生素 C 的食物来源主要为新鲜的蔬菜和水果。柑橘、柠檬、石榴、山楂和鲜枣均含有丰富的维生素C。一般膳食中仍以蔬菜为主要来源,如柿子椒、菠菜、韭菜、番茄、油菜、菜花等都是维生素C的良好来源。此外,野生的苋菜、沙棘、猕猴桃和酸枣中的含维生素C尤其丰富,可作为维生素C的补充来源。

5. 维生素D

维生素D是帮助钙、磷被人体吸收及利用的重要物质。因此对幼儿骨骼的成长特别重要。幼儿一旦缺乏维生素D,便很容易发生骨折、脊椎弯曲,甚至O型腿。维生素D为类固醇衍生物,属脂溶性维生素。维生素D与动物骨骼的钙化有关,故又称为钙化醇。它具有抗佝偻病的作用,在动物的肝、奶及蛋黄中含量较多,尤以鱼肝油含量最丰富。天然的维生素D有两种,麦角钙化醇(D_2)和胆钙化醇(D_3)。植物油或酵母中所含的麦角固醇,经紫外线激活后可转化为维生素D_2。在动物皮下的7-脱氢胆固醇,经紫外线照射也可以转化为维生素D_3,因此麦角固醇和7-脱氢胆固醇常被称作维生素D原。在动物体内,食物中的维生素D_2和D_3可在小肠吸收,经淋巴管吸收入血,主要被肝脏摄取,然后储存于脂肪组织或其他含脂类丰富的组织中。人体中的维生素D主要是D_3,来自于维生素D_3原。多晒太阳是预防维生素D缺乏的主要方法之一。

(1) 维生素D的主要生理功能

一是提高肌体对钙、磷的吸收,使血浆钙和血浆磷的水平达到饱和程度;二是促进生长和骨骼钙化,促进牙齿健全;三是通过肠壁增加磷的吸收,并通过肾小管增加磷的再吸收;四是维持血液中柠檬酸盐的正常水平;五是防止氨基酸通过肾脏损失。

(2) 维生素D缺乏性佝偻病病因

维生素D缺乏性佝偻病又叫骨软化症,即骨矿化不足,为新形成的骨基质钙化障碍,是以维生素D缺乏导致钙、磷代谢紊乱和临床以骨骼的钙化障碍为主要特征的疾病。维生素D是维持高等动物生命所必需的营养素,它是钙代谢最重要的生物调节因子之一。维生素D不足导致的佝偻病,是一种慢性营养缺乏病,发病缓慢,多发生于3个月至2岁的小儿,影响生长发育。病因主要有:

① 日光照射不足

维生素D由皮肤经日照产生,如日照不足,尤其在冬季,需定期通过膳食补充。此外空气污染也可阻碍日光中的紫外线。人们日常所穿的衣服、住在高楼林立的地区、生活在室内、使用人工合成的太阳屏阻碍紫外线、居住在日光不足的地区等,都影响皮肤生物合成足够量的维生素 D。对于婴儿及儿童来说,日光浴是使机体合成维生素 D 的重要途径。

② 维生素 D 摄入不足

动物性食品是天然维生素 D 的主要来源,海水鱼如鲱鱼、沙丁鱼,动物肝脏、鱼肝油等都是维生素 D 的良好来源。从鸡蛋、牛肉、黄油和植物油中也可获得少量的维生素 D,而植物性食物中含维生素 D 较少。天然食物中所含的维生素 D 不能满足婴幼儿对它的需要,需多晒太阳,同时补充鱼肝油。

③ 钙含量过低或钙磷比例不当

食物中钙含量不足以及钙、磷比例不当均可影响钙、磷的吸收。人乳中钙、磷含量虽低,但比例(2∶1)适宜,容易被吸收,而牛乳钙、磷含量较高,但钙磷比例(1.2∶1)不当,钙的吸收率较低。

④ 需要量增多

早产儿因生长速度快和体内储钙不足而易患佝偻病;婴儿生长发育快,对维生素 D 和钙的需要量增多,故易引起佝偻病;2 岁后儿童因生长速度减慢且户外活动增多,佝偻病的发病率逐渐减少。

⑤ 疾病和药物影响

肝、肾疾病及胃肠道疾病影响维生素 D、钙、磷的吸收和利用。小儿胆汁淤积、先天性胆道狭窄或闭锁、脂肪泻、胰腺炎、难治性腹泻等疾病,均可影响维生素 D、钙、磷的吸收而患佝偻病。长期使用苯妥英钠、苯巴比妥钠等药物,可加速维生素 D 的分解和代谢而引起佝偻病。

(3) 维生素 D 缺乏性佝偻病的预防与治疗

① 一般治疗

坚持母乳喂养,及时添加含维生素 D 较多的食品(肝、蛋黄等),多到户外活动,增加日光直接照射的机会。急性期勿使患儿久坐、久站,防止骨骼畸形。

② 补充维生素 D

初期每天口服维生素 D,持续 1 个月后改为预防量。急性期口服,连服 1 个月后改为预防量。若不能坚持口服或患有腹泻者,可肌注维生素 D,大剂量突击疗法,1 个月后改预防量口服。肌注前先口服钙剂 4～5 天,以免发生医源性低钙惊厥。

③ 补充钙剂

维生素 D 治疗期间应同时服用钙剂。

④ 矫形疗法

采取主动和被动运动,矫正骨骼畸形。轻度骨骼畸形在治疗后或在生长过程中自行矫正,应加强体格锻炼,可做些主动或被动运动来矫正,例如俯卧撑或扩胸动作使胸部扩张,纠正轻度鸡胸及肋外翻。严重骨骼畸形者外科手术矫正,4 岁后可考虑手术矫形。

(4) 维生素 D 的主要食物来源

维生素 D 是一种比较特殊的维生素,它可由皮肤内的维生素 D 原经阳光照射而产生,因而,预防维生素 D 缺乏的有效方法是多做户外活动、多晒太阳。在正常生活条件下,如能经常接受阳光照射,体内合成的维生素 D 即可满足需要,人体一般不会发生维生素 D 缺乏。当机体因生理状况对维生素 D 的需要增高或因工作条件不能经常接触日光照射,造成内源性的维生素 D 不能满足需要时,应由食物给予补充。少数动物性食品如动物肝脏、鱼肝油和禽蛋等,含有维生素 D_3,可作为维生素 D 的食物来源。植物性食品不能作为维生素 D 的食物来源,如水果和坚果类食物不含有维生素 D。

需要值得注意的是,维生素 D 长期大量摄入,可引起钙盐吸收增加,血钙浓度升高,钙在软组织内沉积,形成多发性的异位钙化灶,还可以表现为骨化过度、骨骼异位钙化以及骨质疏松等现象。患者食欲减退,体重减轻,皮肤苍白,烦渴多尿,便秘与腹泻交替出现,严重者可出现肾衰竭。

(三) 为儿童挑选维生素的原则

一是需要注意选择儿童合适的年龄和种类;二是需要予以合适的剂量,一般按医嘱。在上述前提之下,一般可以采用以下方法:

1. 看成分

含有的维生素种类多,成分含量比率大。

2. 闻气味

含有水果味道的维生素,孩子更容易接受和喜爱。

3. 尝味道

水果的味道的维生素片,孩子容易接受和喜爱。

4. 咀嚼感

具有软糖感觉的维生素片,孩子喜爱。

5. 包装样式

独立包装的方便孩子们每天食用,不接触外界空气,更卫生。

八、水

水是人类赖以生存的重要营养素,它是生物体内各种组成成分中含量最大的一种。水具有一些突出的物理和化学性质,即溶解力强、介电常数大、黏度小、比热高等,这些特性使得它在生物体内具有特殊重要意义。空气、水和食物是人类生存的三要素,水是生命的源泉。人体对水的需要仅次于氧气,它比食品更为重要。一个人绝食 1～2 周,只要饮水尚可生存,但如果绝食又绝水则仅能存活几天。换句话说,人可以几天不吃饭,但绝不可几天不饮水。这是因为人体对其他营养成分都有一定贮备,可以动用,而人体对水则无任何贮备,每天排出的水必须及时补充,否则就会发生水平衡紊乱。水是机体内每一个细胞和组织的基本组成成分,不同的细胞和组织,其含水量不同,如肌肉、肝、肾、脑中含水约 $70\%～80\%$,皮肤含水约 $60\%～70\%$,骨骼含水约为 $12\%～15\%$,血液含水约为 80%。

(一) 生理功能

(1) 水是构成身体不可缺少的成分。

(2) 水能促进营养素的消化、吸收与代谢

水具有溶解性强的特点,可溶解许多物质。水作为一种溶剂、反应介质和运输载体,参与营养素的消化、吸收、利用、排泄等过程。

(3) 水可以起到维持体温恒定与润滑作用

水的比热高、热容量大,因此具有调节体温的作用。当天气炎热,体内产能增多时,可以通过出汗散发大量能量而平衡体温;天气寒冷时,水贮备大量能量,人体不会因外界温度降低而使体温发生波动。水的黏度小,可使体内摩擦部分润滑,从而减少摩擦损伤。体内关节、韧带、肌肉、膜等处的活动均由水作为润滑剂。同时,水还具滋润肌肤、维持腺体器官正常分泌等功能。

(4) 水可以促进毒物的排泄

水是世界上最廉价、最有治疗效果的奇药。矿泉水和硬水的保健作用在于它们含有多种对机体有益的成分。当感冒发烧时,多喝开水或多吃流质类食物,则有助于发汗、退热,冲淡血液里细菌、病毒或其产生的毒素。同时,大量饮

水,排尿量增加,有利于加快毒物的排泄和散热,从而利于身体康复。

(二)幼儿对水的需求量

人的年龄越小,含水量就越高。胎儿体内水分的含量为98%,婴儿体内含水量约为70%～80%,早产儿可高达85%～90%,成人体内含水量则占体重的6成左右,由此可知,婴幼儿体内的含水量比例相当高。如果婴幼儿体内水分大量流失或长期摄取不足,就会出现严重的并发症,如脱水、休克、酸中毒等。

不同年龄婴幼儿的水分需求量与婴幼儿的体重有关。在新生儿(一般定义为出生一个月内)阶段,因为其动脉导管开放、长时间哭闹、体表散热快、生理性脱水而增加水分的流失,因此,在出生的头一周内,水分的需求量较多。由出生第一天的每千克体重需65 mL至第七天的每千克体重需130～150 mL;接着每千克体重需150 mL;至第6个月大时约每千克体重需125 mL。一岁后则是按体重递减,前10 kg,每千克体重需至少100 mL;第11～20 kg,每千克体重至少需50 mL水分;而第21 kg后每千克体重则需20 mL水分。

此外,水的需求量与幼儿的活动量、气温和食物的种类有关。活动量大、气温高、多食蛋白质和无机盐时,水的需求量增加。

(三)正确喝水

1. 定时饮水

很多人饮水的唯一原因,是感觉到"口渴"。口渴是人体的一种生理反应,然而,这个生理反应与机体的水平衡状态并不同步——"渴"的生理反应相对滞后。换言之,当我们感到口渴的时候,机体的水分早已失去平衡,部分细胞已经处于脱水状态,此时喝水已经是被动饮水。久而久之,人体就会长期处于一种潜在的缺水状态,这不利于人体的正常代谢。

定时饮水就是主动饮水,即不等到感觉"口渴"时就按时饮水,使机体并不出现"渴"的感觉。这不仅有利于机体代谢,同时还可以收到"内洗涤"的效果,并由此改善内分泌以及各脏器的功能,提高免疫力。因此,我们应定时饮水,变被动饮水为主动饮水,不让自己感觉到"口渴"。

2. 定量饮水

成人每日除了食物中的含水量外,一般饮水量为1 200～1 500 mL。老年人每日饮水量可以控制在1 500 mL左右。在夏季出汗多的情况下,相应增加水量,正常人夏季出汗1 000 mL左右,如果在高温下进行激烈的体力活动,出汗量可高达8 000 mL。这时,及时补充水分就显得更为重要。另外,为了补充随着汗液排出体外的无机盐,需要在补充水分的同时,适量吃些瓜果及汤类等,以维持水、电解质平衡。

3. 培养科学的饮水方法

首先,不要在口渴时大量喝水(一次性超过 500 mL)。一次性大量水分进入体内,不仅影响消化功能,还会引起放射性排汗亢进,增加心脏、肾脏负担。其次,不要在口渴时随便喝两口水"止渴"了事,否则,喝入的水难于被身体有效吸收和利用,对缓解体内缺水状况无济于事。

科学的饮水方式:一次性将整杯水(200 mL)缓慢喝完。老年人可将一杯水分为两次(每次 100 mL),缓慢饮用,可使身体有效利用。此外,饮用温度稍高或稍低的水时,可先将水含于口中,稍稍缓一下后慢慢咽下,让口腔及身体内部器官适应水温,之后再增量饮用。

4. 清晨饮水

夜间睡眠,长时间不饮水,加上机体的显形和隐性排汗及尿液的形成等生理性失水,造成机体相对缺水,致使血液浓度增高,血流减慢,造成体内代谢物堆积。清晨饮水能够很快被排空的胃肠道吸收和利用,有助于降低血液黏稠度,净化血液,增加血管弹性,促使血管扩张,加快血液循环,尤其有利于高血压、脑栓塞等疾病的防治。另外,清晨饮水还可以防止由于粪便的淤积而引起的便秘。建议:每天清晨饮用 250 mL 温白开水。

5. 饭前一小时饮水

饭前补充适量的水分(100～150 mL),水在胃内停留一定时间后,随着血液补充到全身细胞组织中,待到进餐时体内便有充足的消化液进行消化。

6. 控制饮水的温度

水温过高或过低,都不适于饮用。过烫的水,容易灼伤口腔,食道和胃黏膜。饮水过热和食物过烫被认为是引发上消化道癌的一个物理因素。而冰水则可能引发胃肠道痉挛。一般地将水煮沸 3～5 分钟后,自然冷却至 20～25℃时,适宜饮用。此时,水中气体减少,内聚力增大,分子之间紧密,表面张力加强,与生物细胞水接近,因而加强了与人体细胞的亲和性。在此温度下饮用,效果最佳。

7. 不喝生水

未经有效措施处理的生水中可能存在氯气、细菌、虫卵、残留有机物等,对人体健康构成潜在威胁,可能会导致急性胃肠炎和部分传染病。因此,不喝生水,应成为人人遵守的饮水准则。

8. 不喝陈水

白开水在空气中暴露 4 小时以上时,气体易融入其中,使得水的生物性活性丧失 70% 以上,而且融入水中的细菌杂质污染了水。另外,在室温下存放 3 天的水,每升水会产生 0.914 mg 的致癌物质亚硝酸盐,还可以使血液丧失输氧能力,尤其在保温瓶中的水,其内的水垢是以碳酸钙为主的多种重金属和盐类的混合物,其成分含有镉、铅、砷等元素,均对人体有害。

9. 不喝反复煮沸的水

煮沸了很长时间的水、电热水器中反复煮沸的水等,被人们称为"千沸水",这种水因煮得过久,水中的不挥发性物质,如钙、镁等重金属成分的含量增高。久饮这种水,会干扰人的胃肠功能,出现腹泻、腹胀。千沸水还会使水中的硝酸盐还原成为致癌物的前身——亚硝酸盐,长期饮用对健康不利。

第二节　婴儿喂养

一、母乳喂养

母乳喂养是指用母亲的乳汁喂养婴儿的方式。研究显示,用母乳喂养的婴儿发展更为健康,其效果包括增强免疫力、提升智力、减少婴儿猝死症的发生、减少儿童期肥胖、减少罹患过敏性疾病的几率等等。在过去的几十年中,有越来越多的证据证明母乳喂养对健康有益,对此付诸实践的建议也在持续增加。目前,世界卫生组织认为,母乳喂养可以降低儿童的死亡率,它对健康带来的益处可以延续到成人期。以人口基础而论,出生后最初 6 个月的纯母乳喂养是建议的喂养婴儿方式,接着以持续母乳喂养并添加适当的补充食品的方式进行喂养,直至 2 岁或更长。

(一) 母乳喂养的时限

根据世界卫生组织(WHO)的推荐,为了实现最佳生长、发育和健康,婴儿在生命的最初 6 个月应完全接受母乳喂养,即仅食用母乳。"完全母乳喂养"界定为不喂给除母乳之外的任何食物或饮料,甚至不喂水。但是,允许婴儿服用滴剂和糖浆(维生素、矿物质和药物)。母乳是婴儿健康生长和发育的理想食物；母乳喂养也是生殖过程的一个组成部分，对母亲的健康具有重要的影响。

世界卫生组织建议婴儿在6个月大时（180天）开始接受除母乳之外的补充食物。食物应当是适当的，也就是说应当提供足够的能量、蛋白质和微量营养素以满足儿童生长的营养需求。应当以安全的方式制备和喂给食物，以便尽量减少污染的危险。

从完全母乳喂养到充分利用家庭食物的过渡是一个非常脆弱的时期。在此时，许多婴儿发生营养不良，从而显著地造成世界范围内5岁以下儿童中很高的营养不良发生率。因此，至关重要的是婴儿必须获得适当、足够和安全的补充食物，以便确保正确地从母乳喂养阶段过渡到充分利用家庭食物。

婴儿所需食用量

年龄	食物质地	喂食频率	每餐食用量
6～8个月	开始时喂糊状物及充分捣碎的食物，随后喂捣碎的家庭食物	每天2～3餐，再加上频繁的母乳喂养，根据儿童的胃口，可提供1～2顿小餐	开始时每餐2～3汤匙，逐渐增至250毫升杯子的1/2
9～11个月	切得很碎或捣碎的食物以及婴儿可拿起的食物	每天3～4顿正餐，再加上母乳喂养，根据儿童的胃口，可提供1～2顿小餐	250毫升杯子/碗的1/2
12～23个月	切碎或捣碎（如有必要）的家庭食物	每天3～4顿正餐，再加上母乳喂养，根据儿童的胃口，可提供1～2顿小餐	250毫升杯子/碗的3/4

（二）母乳喂养的好处

1. 母乳喂养对于后代的好处

母乳的优点不胜枚举：营养丰富，易于消化吸收，蛋白质、脂肪、糖三大营养素比例适当，适合6个月以下婴儿的生长发育的需要；母乳矿物质含量低，缓冲力小，对胃酸中和作用弱，有利于消化；肾溶质负荷低，有利于保护肾功能；母乳中富含SIgA、乳铁蛋白、双歧因子、溶菌酶等免疫因子，可以预防婴儿肠道感染性疾病的发生；母乳还含有促进大脑发育的牛磺酸、促进组织发育的核苷酸、增强视力的DHA等等。母乳喂养还可以促进母子感情，有利于婴儿的健康成长；同时可以刺激母亲子宫收缩，促进母亲早日康复。

母乳喂养的好处

降低以下疾病的发生率或严重性	对以下疾病可能有保护作用
腹泻	新生儿猝死综合征
较低的呼吸道发病率	1 型糖尿病
中耳炎	炎性肠病
菌血症	淋巴瘤
细菌性脑膜炎	过敏
波特淋菌感染	慢性消化道疾病
坏死性结肠炎	
泌尿系感染	

婴儿出生后,吸吮妈妈乳房时,首先接触到的是妈妈乳头上需要氧气才能生存的需氧菌,继之是乳管内的不需要氧气也能存活的厌氧菌,然后才能吸吮到乳汁。生理母乳喂养是先喂细菌再喂乳汁的过程,这个过程能够促进婴儿肠道正常菌群的建立,不仅利于母乳的消化吸收,而且能够促进免疫系统成熟,预防过敏的发生。具体好处在于:

(1) 母乳喂养有利于婴儿健康成长,母乳特别是初乳中,含有婴儿所需要的丰富营养,是任何乳制品不可替代的优质乳。婴儿能吮吸到母乳,对婴儿的健康成长是十分有益的,可谓是百益无害。

(2) 母乳喂养有利于增强婴儿抵抗力、免疫力。母乳尤其是初乳中,含有大量婴儿需要的抗生素,能抗感染。因此,婴儿吮吸了母乳,就增强了婴儿的抵抗力、免疫力,让婴儿少生病或不生病。

(3) 母乳喂养有利于婴儿消化和健康发育。由于母乳具有多方面的优点,且营养均衡、配比最佳,是其他食品不具有或不完全具有的。因此,采用母乳喂养法,有利于婴儿的消化,有利于促进婴儿健康发育、健康成长。

(4) 母乳喂养有利于增进母子情感。俗话说,"母子连心",新妈妈们通过婴儿吮吸母亲乳头的刺激,能增进母亲对婴儿的抚爱、关爱、疼爱之情;婴儿通过吮吸母乳,与母亲有切肤之温暖,切肤之亲近,既感到安全,又感到高兴。因此,母子之间的情感就在这微妙之中不断沟通与递进,不断增进和升华。

(5) 母乳喂养经济实惠。母乳不仅对婴儿健康成长有利,对新妈妈恢复身体好,而且与其他喂养品相比,成本低廉,经济实惠。

（6）母乳喂养方便快捷。母乳喂养的好处实在多,不仅经济实惠,而且方便快捷,是名副其实的随吃随有,很方便,很适合婴儿少食多餐的需要。因为婴儿进食不像大人可定时定量,婴儿是想吃就要吃,慢了就哭闹不止,且无规律,如果使用其他食品喂养,很难满足这些要求和条件,只有母乳喂养能适应与满足。

（7）母乳干净、安全。无可非议,母乳是喂养婴儿的最佳食品,安全、干净、无毒,无任何副作用,是天下新妈妈与生俱来的为婴儿提供的"安全粮仓"。

（8）母乳喂养可降低婴儿过敏现象。由于母乳干净、安全、无毒,无任何副作用,且拥有天然的抗生素、抗病毒素等,故用母乳喂养可大大降低和减少婴儿的各种过敏现象的发生。如果使用其他替代品喂养,就难免产生各式各样的过敏现象,导致婴儿吃不香、睡不安、生活不适,影响婴儿健康成长。

2. 母乳喂养对于母亲的好处

母乳喂养有利于产妇恢复身体健康。新妈妈通过生产,身体、精神都发生了变化,如果产后能采用母乳喂养法,就能帮助产妇的子宫恢复,减少阴道流血,预防产妇产后贫血,促进身体康复。同时,还有助于推迟新妈妈再妊娠等。

母乳喂养可减少女性患卵巢癌、乳腺癌的几率。已有科学家经过调查、统计和分析发现,将母乳喂养和非母乳喂养的新妈妈进行比对,凡采用了母乳喂养的新妈妈,患卵巢癌、乳腺癌的几率要大大低于非使用母乳喂养的新妈妈们。研究表明,对孩子母乳喂养的时间长短是影响妇女患乳腺癌发病几率的重要因素,甚至超过了遗传因素。这项研究发现,妇女如果对自己的每个孩子母乳喂养超过六个月以上,就可以降低患乳腺癌几率5%,即使她们有乳腺癌的家族病史。

母乳喂养婴儿的女性与产后使用非母乳方式喂养婴儿的女性相比,减肥速度更快,效果更显著。

（三）母乳喂养的正确方法

1. 孕前积极进行乳房保养

从怀孕第5个月开始,经常用香皂和清水擦洗乳头、乳晕,并在清洗后的乳头及乳晕上涂一层油脂,以使乳房皮肤逐渐坚韧;用热毛巾敷盖乳房并轻轻按住,用指腹在乳房周围以画圈方式进行按摩;戴宽松的胸罩,防止过紧而使乳腺发育不良及胸罩上的纤毛阻塞乳腺管;如果有乳头内陷或扁平乳头,及早向医生请教矫正的有效方法。

2. 分娩后尽早给婴儿开奶

按照世界卫生组织和联合国儿童基金会的新规定,产后 30 分钟尽可能给婴儿开奶,新生儿与妈咪同室同床,以便以不定时、不定量的哺乳原则按需喂养,使婴儿得到最珍贵的初乳。虽然妈咪可能身心疲惫,乳房也不感到胀,但一定要及早让婴儿吸吮乳房,以免失去最佳时机。

3. 随时给婴儿喂母乳

一开始不必硬性规定喂母乳的次数、间隔和喂奶量,应该是每当婴儿啼哭或觉得该喂了就抱起喂母乳,婴儿能吃多少就吃多少,这样可使妈咪体内的催乳素分泌增多,从而使泌乳量增加,并且还可预防妈咪发生乳腺炎。如果妈咪身体虚弱或伤口疼痛,可以采用侧卧位喂奶,但日后不宜经常躺着给婴儿喂奶,否则会影响婴儿下颌发育,日后引起畸形。

4. 喂奶时要注意正确的喂奶姿势

帮助婴儿含吸住乳头及乳晕的大部分,这样可以有效地刺激泌乳反射,使婴儿能够较容易地吃到乳汁;同时注意不要留有空隙,以防空气乘虚而入。用奶瓶喂时,也应让奶汁完全充满奶头。喂完奶后,最好让婴儿趴在大人肩上,用手轻拍婴儿后背,拍出嗝来再把婴儿放下。婴儿放下后头最好偏向一侧,这样即便吐奶也不容易呛咳,避免呕吐物吸入气管。

5. 科学合理摄取丰富的营养

要想乳汁分泌旺盛并营养成分优良,妈咪的热能及营养素的需要也相对增加,所以每日应多吃几餐,以 4～5 餐较为适合;要特别注意多喝一些能催乳的汤类,如炖排骨汤、炖鸡汤、炖猪蹄、豆腐汤、青菜汤等;在两餐之间最好饮水或其他饮料。如果少奶或无奶,千万不要轻易放弃,不妨请医生推荐一些催乳特餐或药膳。但并非进食得越多就越好,因为在坐月子时卧床时间多而活动减少,而摄入的却主要是高热量或肥甘的食物,如果摄入太多,不仅不能增加泌乳量,反而因造成胃肠不适而使乳汁减少。

(四)其他注意事项

(1) 如果母乳不足或不能母乳喂养,可以在医生指导下给予一定量的早产儿配方奶粉,并根据婴儿体格发育检测结果逐步过渡到普通配方奶粉。

(2) 母乳喂养的时候,大部分母亲没有月经或者没有规律的月经,但并不代表母亲不排卵,因此进行母乳喂养的同时应该注意避孕。足月阴道分娩后 12 个月内、剖宫产后 24 个月内均需严格避孕。对于母乳喂养的母亲,避孕方式可选择工具避孕(避孕套)、宫内节育器避孕(选择不含药物的种类),不宜选用口服避孕药或安全期避孕,因为口服避孕药会减少甚至消除泌乳。安全期避孕则根本不安全。

(3) 在《慢性乙型肝炎防治指南》中有相当明确的规定:"新生儿在出生 12 小时内注射乙肝免疫球蛋白和乙型肝炎疫苗后,可接受乙肝表面抗原(HBsAg)阳性母亲的喂奶"。乙肝大三阳妈妈想要喂奶,前提是:孩子出生后 12 小时内注射乙肝免疫球蛋白和乙肝疫苗,并产生乙肝表面抗体,否则不宜哺乳。乙肝产妇在乳汁中能检出 HBsAg,但未见有在乳汁中检出 HBV DNA 的报告,故其乳汁是否有传染性尚不能定论。只要母亲乳头不破溃出血,母乳喂养是可以的,但喂奶前母亲应用肥皂流水洗净双手,以减少接触传播的机会。绝大多数研究结果表明,丙肝产妇和丙肝抗体阳性产妇的乳汁中存在丙肝病毒可能性小,可以给婴儿喂奶,但如果乳头有破溃出血,则应停止喂奶。需要指出的是,肝炎产妇的唾液中有肝炎病毒存在,故产妇不可口对口给孩子喂食,并要注意消毒隔离。

(五)母乳喂养的误区

1. 怕肥胖

现代女性在生育后,大都急切希望能恢复昔日苗条的身材,有不少新妈咪甚至因此而在生育后拒绝给婴儿哺乳,理由是怕出现乳房下垂、身材走样等的问题。产妇大量补充营养才是造成身材走形的主因,正所谓"一个人吃两个人分量",若能坚持母乳喂养,方可把多余的营养提供给婴儿,保持供需平衡。而且婴儿的吸吮过程反射性地促进母亲催产素的分泌,促进母亲子宫的收缩,能使产后子宫早日恢复,有利于消耗掉孕期体内堆积的脂肪。

2. 怕劳累

新生儿在出生后 20～30 分钟之间,吸吮反射最为强烈。在出生后的第一个小时,有不少新妈妈奶水不足,其中一个原因是对乳房的刺激不足。生产后头一两天,婴儿的吮吸对乳房的刺激,除了能让婴儿适应乳头吮吸的感觉,养成良好的吮吸习惯,也能刺激母乳的分泌,保证哺乳期乳汁的足量供应。无论是顺产或剖腹产,产妇只要掌握正确的抱婴、哺乳姿势,是不用担心扯动伤口的。

3. 怕疼痛

有的母亲是因为喂奶时乳房和乳头疼痛,因此就不想喂养了。出现乳房疼痛、乳头皲裂其实是因为喂养方法不当所致。

世界卫生组织 WHO《促进母乳喂养成功的十点措施》如下：

(1) 有书面的母乳喂养政策，常规地传达到所有保健人员。

(2) 对所有保健人员进行必要的技术培训，使其能实施这一政策。

(3) 要把有关母乳喂养的好处及处理方法告诉所有的孕妇。

(4) 帮助母亲在产后半小时内开始母乳喂养。

(5) 指导母亲如何喂奶，以及在需要与其婴儿分开的情况下如何保持泌乳。

(6) 除母乳外，禁止给婴儿吃任何食物及饮料，除非有医学指征。

(7) 实行母婴同室，让婴儿和母亲一天 24 小时在一起。

(8) 鼓励按需哺乳。

(9) 不要给母乳喂养的婴儿吸橡皮奶头，或使用奶头作为安慰物。

(10) 传达母乳喂养支持组织已建立的信息，并将出院母亲转给这些组织。

二、人工喂养和混合喂养

(一) 人工喂养

人工喂养是当母亲因各种原因不能喂哺婴儿时，可选用牛、羊乳等兽乳，或其他代乳品喂养婴儿，这些统称为人工喂养。人工喂养需要适量而定，否则不利于婴儿发育。

1. 人工喂养的优点

人工喂养婴儿的工作可以由别人来分担。母乳喂养只能是妈妈一个人来做，而人工喂养可以让爸爸、奶奶爷爷、外公外婆、保姆等都来参与，减轻妈妈的劳累，让婴儿和更多的家人亲密接触。便于掌握喂奶的量，采用人工喂养，每次婴儿吃了多少毫升的奶是显而易见的。

2. 人工喂养的缺点

最大的不利之处是可能由于消毒不严格引起婴儿的腹泻、胃部不适。需要购买很多器具以及奶粉，没有母乳喂养经济。需要掌握一系列的调配制奶、消毒等技术(不过这很简单)，没有母乳喂养那么便利。带着婴儿外出时，需要很多喂奶用品，还要谨防配好的奶是否会变质。

3. 注意事项

(1) 不同的婴儿每天需要的牛奶量不同，一般按婴儿体重算每天需要加糖牛奶 100～120 mL/kg。妈妈们买了优质的奶粉后一定要按照说明书的浓度来冲调,过浓或过淡都会影响婴儿健康。

(2) 冲完一次奶粉后,请检查一下是否将小匙正确放置,并每次用前都消毒。因为手的细菌可能粘在小匙上带入奶粉罐里,污染奶粉使婴儿不明不白闹肚子。

(3) 控制好奶的温度。婴儿的奶粉适宜用 50～60℃ 的温开水冲泡,或者按所买奶粉表明的温度太热会破坏奶粉的营养成分。

(4) 每次吃剩下的奶一定要倒掉,不能留到下一餐再吃,因为牛奶很容易造成细菌培养基,可导致婴儿腹泻食物中毒。

(5) 奶瓶应洗净煮沸消毒 15 分钟,奶嘴煮沸 5 分钟即可。

(6) 喂奶:将奶瓶后部始终略高于前部,使奶水一直充满奶嘴,避免吸入空气。人工喂养的婴儿两餐之间要适量补充水分。

(7) 为了保护婴儿牙齿,用奶瓶喝奶的婴儿喝完奶后,睡前再换上一瓶白开水喝,起到清洁口腔的作用。喂奶后可用消过毒的纱布蘸清水,给婴儿擦洗牙面,每次喂奶最好不要超过 15 分钟,减少奶液浸泡牙齿的时间。

(8) 有些婴儿从母乳改喂配方奶的,由于配方奶大多味道比母乳重些,孩子很容易出现拒奶现象。妈妈要循序渐进地让婴儿一点点改变,减少母乳,增加配方奶,或者将母乳和配方奶调一起喂婴儿,便于婴儿逐渐习惯接受。如果婴儿不爱喝,可尝试更换一种来喂。

(二) 混合喂养

母乳不足需加其他代乳,混合喂养是在确定母乳不足的情况下,以其他乳类或代乳品来补充喂养婴儿。主要是母乳分泌不足或因其他原因不能完全母乳喂养时可选择这种方式。混合喂养虽然不如母乳喂养好,但在一定程度上能保证母亲的乳房按时受到婴儿吸吮的刺激,从而维持乳汁的正常分泌。婴儿每天能吃到 2～3 次母乳,对婴儿的健康仍然有很多好处。混合喂养每次补充其他乳类的数量应根据母乳缺少的程度来定。混合喂养可在每次母乳喂养后补充母乳的不足部分,也可在一天中 1 次或数次完全用代乳品喂养。但应注意的是,母亲不要因母乳不足从而放弃母乳喂养,至少坚持母乳喂养婴儿 6 个月后再完全使用代乳品。

1. 混合喂养的原则

混合喂养是指如母乳分泌不足或因工作原因白天不能哺乳,需加用其他乳品或代乳品的一种喂养方法。它虽然比不上纯母乳喂养,但还是优于人工喂养,尤其是在产后的几天内,不能因母乳不足而放弃。

（1）混合喂养时，应每天按时母乳喂养，即先喂母乳，再喂其他乳品，这样可以保持母乳分泌。但其缺点是因母乳量少，婴儿吸吮时间长，易疲劳，可能没吃饱就睡着了，或者总是不停地哭闹，这样每次喂奶量就不易掌握。除了定时母乳喂养外，每次哺乳时间不应超过 10 分钟，然后喂其他乳品。注意观察婴儿能否坚持到下一喂养时间，是否真正达到定时喂养。

（2）如母亲因工作原因不能白天哺乳，加之乳汁分泌亦不足，可在每日特定时间哺喂，一般不少于 3 次。这样既保证母乳充分分泌，又可满足婴儿每次的需要量。其余的几次可给予其他乳品，这样每次喂奶量较易掌握。

（3）如混合喂养，应注意不要使用橡皮奶头、奶瓶喂婴儿，应使用小匙、小杯或滴管喂，以免造成乳头错觉。

（4）一次只喂一种奶，吃母乳就吃母乳，吃牛奶就吃牛奶。不要先吃母乳，不够了，再冲奶粉。这样不利于消化，也使婴儿对乳头发生错觉，可能引发厌食牛奶，拒吃奶瓶。夜间妈妈比较累，尤其是后半夜，起床给婴儿冲奶粉很麻烦，最好是母乳喂养。夜间妈妈休息，乳汁分泌量相对增多，婴儿需要量又相对减少，母乳可能会满足婴儿的需要。但如果母乳量太少，婴儿吃不饱，就会缩短吃奶间隔，影响母子休息，这时就要以牛奶为主了。

2. 两种混合喂养方式

（1）补授法混合喂养

补授法是在妈妈每次喂奶时，先让婴儿吃母乳，等婴儿吸吮完两侧乳房后，再添加配方奶。如果下次母乳量够了，就不必添加了。补授法混合喂养的优点是保证了对乳房足够的刺激。这样实施的最终结果可能会重新回归到纯母乳喂养。建议 4 个月以下的婴儿采用补授法。

（2）代授法混合喂养

一次喂母乳，一次喂牛奶或代乳品，轮换间隔喂食，适合于 6 个月以后的婴儿。这种喂法容易使母乳减少，逐渐地用牛奶、代乳品、稀饭、烂面条代授，可培养孩子的咀嚼习惯，为以后断奶做好准备。

混合喂养不论采取哪种方法，每天一定要让婴儿定时吸吮母乳，补授或代授的奶量及食物量要足，并且要注意卫生。

3. 混合喂养的具体方法

（1）留出一个 24 小时，在这期间只给奶瓶喂养。选一个有人在旁边帮忙的日子。你可能需要挤出乳汁，以免乳房饱胀和疼痛，然后你可以将乳汁用奶瓶喂给孩子。

（2）这一天，给奶瓶前至少两到三个小时不给婴儿任何吃的或者喝的，直到孩子感觉饥饿并有食欲。

（3）尝试不同的奶瓶和奶嘴。柔软的乳头状的奶嘴最好。使用一个可以匹配任何型号奶嘴的普通、瘦长的奶瓶。

（4）如果可以，起初你最好使用挤出的乳汁，因为你的婴儿已习惯那种味道。如果母乳缺乏，可用其他配方奶。

（5）用一根消毒过的针在奶嘴上戳一个较大的洞，保证流量比母乳流量大。对一旦奶嘴放到嘴里就会哭叫的婴儿，这种措施很有效，因为可以让他有一种奶能非常流畅地流出的感觉。

（6）奶瓶里的奶要完全加温。很多母乳喂养的婴儿喜欢奶瓶里的奶比平常温度高一点，当然前提是不能烫伤婴儿。

（7）将婴儿笔直地坐在你的膝盖上，避免流速过大孩子产生窒息或恐慌。不要像母乳喂养时那样让婴儿躺在你的臂弯里，奶瓶喂养时这样的姿势让婴儿感觉不适。

（8）用周围能发出声响的玩具或电视转移婴儿的注意力。在婴儿意识到奶嘴在嘴里前，他已经在不知不觉中开始吸吮。

（9）要耐心。如果婴儿出现窒息征象，马上让他挺直身体，但是奶嘴要继续放在他的嘴里。

（10）要坚持。至今为止，我们发现 24 小时是婴儿能坚持的最长时限，大部分婴儿很快地很自然地放弃了对母乳喂养的坚持。

4. 混合喂养婴儿的要领

混合喂养时，每次应先哺母乳，将乳房吸空后，再给婴儿补充其他乳品。补授的乳汁量要按婴儿食欲情况与母乳分泌量多少而定，原则是婴儿吃饱为宜。补授开始需观察几天，以便掌握每次补授的奶量及婴儿有无消化异常现象，以无腹泻、吐奶等情况为好。

在给婴儿喂配方奶时，可以用小火煮沸 3～5 分钟，一方面可以消毒杀菌，另一方面可使配方奶中的蛋白质变性，易使婴儿消化吸收。

5. 混合喂养该如何选择代乳品

（1）配方奶：近年来，由于营养学和食品工艺学的迅猛发展，出现了以母乳为"金标准"，在营养成分上把牛奶尽量改变得和母乳相似的配方奶粉，也称为母乳化奶粉。吃这种奶粉的婴儿,生长发育速度明显优于选择鲜牛奶喂养的婴儿。但这种奶粉的免疫成分,比如免疫活性细胞、免疫球蛋白、乳铁蛋白、溶菌酶等,仍然无法和母乳相比。而且,一般认为这是较适合4~6个月以内的婴儿食用的母乳替代品。

(2)鲜牛奶:牛奶也是较合理和较普遍的代乳品。与母乳相比,牛奶所含蛋白质和矿物质都高出母乳2~3倍,因此纯牛奶不宜用于直接喂养4个月内的婴儿。为了矫正以上缺点,需将纯牛奶稀释、加糖,煮沸消毒后再喂。喂牛奶的婴儿还应适当喂水。

选择鲜牛奶时还要注意以下问题:

① 牛奶中的酪蛋白含量较高,进入婴儿胃后,在胃酸作用下产生的凝块较大,不容易消化,有时还会堵住胃的出口,造成溢乳。

② 牛奶含糖量较低,在给婴儿喂食牛奶时应适当加糖。人乳是以乙型乳糖为主,能促进肠道中双歧杆菌、乳酸杆菌等的生长,从而抑制大肠杆菌,故母乳喂养的孩子腹泻比较少见。

③ 牛奶所含的矿物质是母乳的3倍半,会增加婴儿肾脏的负担。

(3)全脂奶粉:全脂奶粉便于保存,也较鲜牛奶易于消化。配制时,可按容量1:4或重量1:8的比例进行调制。经过这样的配制即可把全脂奶粉还原为纯牛奶,再按照纯牛奶的稀释方法喂给婴儿吃。但其营养成分不如牛奶丰富。

(4)豆浆:近几年有些新妈妈选择豆浆作为代乳品,豆浆虽然取材方便,营养也不错,但豆类蛋白质是属于植物性蛋白质,其吸收利用率差,其中还含有对人体有害的皂角甙、植物红细胞凝聚素和 α-抗胰蛋白酶,不适合新生婴儿食用。

三、乳儿辅助食品的添加

无论采用母乳喂养还是其他喂养方式,婴儿4个月大时,应及时添加辅助食品。辅助食品是指除乳类以外的其他类食品,如婴儿米粉、水果、蔬菜及肉类等食物。及时添加辅食可补充乳类营养素的不足,婴儿快速的生长发育需要较多的铁。而婴儿从母体内带来的铁在出生后3~4个月耗尽,且乳类食品中铁及维生素D的含量较低。因此,4~6个月的婴儿易发生缺铁性贫血和维生素D缺乏性佝偻病。如及时添加辅食,则可补充乳类中铁和维生素D的不足,确保婴儿健康成长。为婴儿添加固体食物,可以参考中国营养学会制定的《中国居民膳食指南及平衡膳食宝塔》,为婴儿的饮食模式建立一个良好的开端,令他一生受益。缺少膳食宝塔中的任何一类食物,都可能造成婴儿营养不均衡,并导致以后生长发育上的问题。辅食添加的四大原则:

1. 辅食品种从单一到多样:一次只添加一种新食物,隔几天之后再添加另一种。万一婴儿有过敏反应,您便可以知道是由哪种食物引起的了。

2. 辅食质地由稀到稠:首先给婴儿选择质地细腻的辅食,这有利于婴儿学会吞咽的动作,随着时间推移,逐渐增加辅食的黏稠度,从而适应婴儿胃肠道的发育。

3. 辅食添加量由少到多:开始时只喂婴儿进食少量的新食物,分量约一小汤匙左右,待婴儿习惯了新食物后,再慢慢增加分量。随着婴儿不断长大,他需要的食物亦相对增多。

4. 辅食制作由细到粗:开始添加辅食时,为了防止婴儿发生吞咽困难或其他问题,应选择颗粒细腻的辅食,随着婴儿咀嚼能力的完善,逐渐增大辅食的颗粒。辅食添加的注意事项:初喂婴儿辅食需要耐心,第一次喂固体食物时,有的婴儿可能会将食物吐出来,这只是因为他还不熟悉新食物的味道,并不表示他不喜欢。当婴儿学习吃新食物时,需要连续喂婴儿数天,令他习惯新的口味。为婴儿进食创造愉快的气氛,最好在您感觉轻松、婴儿心情舒畅的时候为婴儿添加新食物。紧张的气氛会破坏婴儿的食欲以及对进食的兴趣。

四、断奶

(一) 断奶的原因

母乳含有的营养比较全面,而且吃母乳可以增加婴儿的抵抗能力,但是到了一定的阶段母乳就不能满足婴儿的需求了,所以这个时候我们就要为婴儿增加辅食,以保证婴儿能够吃饱,并且营养均衡、健康成长。到了婴儿更大的时候母乳已经稀薄,营养变少,这就是婴儿需要断奶的原因。

(二) 断奶的时间

1. 婴儿断奶的时间,一般我们说最好是在婴儿长到 10 个月的时候,但是国外现在很多都提倡婴儿母乳喂养到 2 岁,所以婴儿断奶的最佳时间是一个时间段,在这个时间段内断奶都是比较好的。太早断奶,婴儿的消化系统还没有成熟,吃别的东西代替母乳,婴儿的抵抗力可能就会下降。

2. 婴儿断奶,父母还要考虑气候问题。因为在换季的时候,温度忽冷忽热,这个时候本来婴儿就容易生病,如果这个时候断奶,婴儿可能会出现食欲不好等情况,抵抗力会下降,加上断奶带来的睡眠不好、哭闹等等,婴儿很容易患病。

3. 前两个条件如果已经具备,那就要考虑婴儿自身。我们建议选择婴儿身体状况良好的情况下进行断奶,婴儿这时候抵抗能力比较强,即使因为断奶、不吃奶粉等情况哭闹不止,睡眠不好也不容易出现疾病。但若婴儿状态不好,就很容易生病甚至是加重病情。

4. 父母要做好两个准备工作,第一个就是在断奶以后如何喂养的工作,第二个是断奶过程中的心理准备工作。如果不安排好婴儿断奶期间及以后的饮食,婴儿可能就会因为饮食不规律等吃太多或是吃太少,营养不均衡。心理准备就是要想好断奶婴儿可能会哭闹和可能会产生的厌食等情况,并想好解决措施。

(三) 断奶的方法

1. 做好心理准备

不要把断奶当作一件很可怕的事,因为婴儿到了能够断奶的时候,母亲若已经做了相应的准备,那就不要担心,因为断奶是一个正常的过程。婴儿通过断奶可以更加快速地成长,接触到更多的食物,营养更加全面。所以把断奶当作一件自然而然的事,然后循序渐进地进行。

2. 减少婴儿对母亲的依赖

婴儿吃母乳的过程,除了是为了进食,另外一个很重要的原因就是在吃母乳的时候他会有一种安全感和亲切感,这种感觉让婴儿感觉很好,继而就会产生依赖。要改变婴儿这个习惯,就要爸爸多陪婴儿,让婴儿对爸爸也产生相同的亲切感,这样就可以减少婴儿对妈妈的依赖,这有利于断奶的进行。

3. 增加婴儿喝牛奶的次数

增加婴儿喝配方奶的次数,一方面可以减少婴儿想要喝奶的冲动,另一方面又可以帮助婴儿补充营养,这也是一个科学断奶的方法。为了保证婴儿的营养,这个时候还可以适当地增加辅食,增加辅食的种类和每次喂食的量。新辅食的增添也会让婴儿减少对于母乳的需求,同时也会让婴儿的营养更加多样化。

4. 减少婴儿喝母乳的次数

为了减少婴儿的喝奶次数,妈妈可以少与婴儿见面。最好开始工作,在白天的时候让婴儿看不到妈妈。其次就是将夜奶给断掉,起初哭闹的时候,父母可以用白开水代替,婴儿很快就会不吃夜奶了。断掉夜奶能让婴儿一觉睡到天亮,这样更有利于婴儿的健康发育,也有利于断奶。

第三节　学前儿童的膳食与卫生

一、学前儿童膳食的配制原则

(一)学前儿童膳食的特点

1. 1岁以上的小儿,奶类已不是主要食物,但仍然是重要的食物,每日最好有牛乳(或羊乳)500～600 mL,条件较差时可选用豆奶粉或豆浆,以防蛋白质供应不足。

2. 食物形式由流质、半流质逐渐过渡到软食,食物种类越来越多,烂饭、瓜、菜均能食用。特别是3岁以后,除了含脂肪、糖过多的食物,以及辣椒、酒、浓茶等刺激性较强的食物外,一般食物均可食用。只是在食物烹调时,注意尽量细、软些。

3. 逐步适应一日三餐、外加1～2次点心的膳食安排。

4. 3岁以下小儿不宜食用颗粒状的食物,如花生、梅子、枣子等,其他像果冻等食品也不宜食用,否则容易造成气管堵塞或引发气管炎。

5. 一些学前儿童有挑食或偏食的倾向,成人应积极创设愉快的进餐气氛,经常改变烹调方法,增强儿童的食欲。切不可强迫儿童进食,否则易引起儿童的逆反心理,严重时可形成神经性厌食。

(二)学前儿童膳食的配制原则

1. 膳食平衡,比例适宜

必须为学前儿童提供各种营养素,保证能量需求,满足各年龄阶段儿童的生理需要。

(1) 1～6岁儿童每日能量的供给量分别为 1 100 kcal、1 200 kcal、1 350 kcal、1 450 kcal、1 600 kcal、1 700 kcal。

（2）1～6 岁儿童每日蛋白质供给量应分别为 35 g、40 g、45 g、50 g、55 g、55 g，其中优质蛋白（动物蛋白和豆类蛋白）应占总蛋白量的 1/2 以上。

（3）蛋白质、脂肪和碳水化合物所产热能分别占总热能的 8%～15%、25%～30% 和 50%～60%。

2. 食物的配制应符合学前儿童的消化功能

食物的配制应以小儿的咀嚼能力和消化能力为依据，对于 3 岁以下尤其是进入托儿所的小儿来说，混合在一起的饭菜食用较为方便。油炸食物儿童不宜多吃。

3. 食物的品种应丰富多样

食物品种单一、缺少变化，只能降低学前儿童的食欲，应在保证各种营养素供应的前提下，变化食物的品种。

4. 注意食物的色、香、味、形

食物的色、香、味、外形、温度等刺激能够引起机体的兴奋，有利于学前儿童增强食欲，促进机体消化吸收。

二、托幼机构的膳食卫生与管理

（一）一日生活安排

1. 托幼机构应当根据各年龄段儿童的生理、心理特点，结合本地区的季节变化和本托幼机构的实际情况，制定合理的生活制度。

2. 合理安排儿童作息时间和睡眠、进餐、大小便、活动、游戏等各个生活环节的时间、顺序和次数，注意动静结合、集体活动与自由活动结合、室内活动与室外活动结合，不同形式的活动交替进行。

3. 保证儿童每日充足的户外活动时间，全日制儿童每日不少于 2 小时，寄宿制儿童不少于 3 小时。寒冷、炎热季节可酌情调整。

4. 根据儿童年龄特点和托幼机构服务形式合理安排每日进餐和睡眠时间。制订餐、点数，儿童正餐间隔时间 3.5～4 小时，进餐时间 20～30 分钟/餐，餐后安静活动或散步时间 10～15 分钟。3～6 岁儿童午睡时间根据季节以 2～2.5 小时/日为宜，3 岁以下儿童日间睡眠时间可适当延长。

5. 严格执行一日生活制度，卫生保健人员应当每日巡视，观察班级执行情况，发现问题及时予以纠正，以保证儿童在托幼机构内生活的规律性和稳定性。

（二）儿童膳食卫生

1. 膳食管理

（1）托幼机构食堂应当按照《食品安全法》《食品安全法实施条例》以及《餐饮服务许可管理办法》《餐饮服务食品安全监督管理办法》《学校食堂与学生集体用餐卫生管理规定》等有关法律法规和规章的要求，取得《餐饮服务许可证》，建立健全各项食品安全管理制度。

（2）托幼机构应当为儿童提供符合国家《生活饮用水卫生标准》的生活饮用水，保证儿童按需饮水。每日上、下午各 1～2 次集中饮水，1～3 岁儿童饮水量50～100 mL/次，3～6 岁儿童饮水量 100～150 mL/次，并根据季节变化酌情调整饮水量。

（3）儿童膳食应当由专人负责，建立有家长代表参加的膳食委员会并定期召开会议，进行民主管理。工作人员与儿童膳食要严格分开，儿童膳食费专款专用，账目每月公布，每学期膳食收支盈亏不超过 2%。

（4）儿童食品应当在具有《食品生产许可证》或《食品流通许可证》的单位采购。食品进货前必须采购查验及索票索证，托幼机构应建立食品采购和验收记录。

（5）儿童食堂应当每日清扫、消毒，保持内外环境整洁。食品加工用具必须生、熟标识明确，分开使用，定位存放。餐饮具、熟食盛器应在食堂或清洗消毒间集中清洗消毒，消毒后保洁存放。库存食品应当分类，注有标识，注明保质日期，定位储藏。

（6）禁止加工变质、有毒、不洁、超过保质期的食物，不得制作和提供冷荤凉菜。留样食品应当按品种分别盛放于清洗消毒后的密闭专用容器内，在冷藏条件下存放 48 小时以上；每样品种不少于 100 g，以满足检验需要，并做好记录。

（7）进餐环境应当卫生、整洁、舒适。餐前做好充分准备，按时进餐，保证儿童情绪愉快，培养儿童良好的饮食行为和卫生习惯。

2. 膳食营养

（1）托幼机构应当根据儿童生理需求，以《中国居民膳食指南》为指导，参考"中国居民膳食营养素参考摄入量（DRIs）"和各类食物每日参考摄入量（见下表），制订儿童膳食计划。

（2）根据膳食计划制定带量食谱，1～2 周更换 1 次。食物品种要多样化且合理搭配。

(3) 在主副食的选料、洗涤、切配、烹调的过程中,方法应当科学合理,减少营养素的损失,符合儿童清淡口味,达到营养膳食的要求。烹调食物注意色、香、味、形,提高儿童的进食兴趣。

(4) 托幼机构至少每季度进行 1 次膳食调查和营养评估。儿童热量和蛋白质平均摄入量全日制托幼机构应当达到"DRIs"的 80% 以上,寄宿制托幼机构应当达到"DRIs"的 90% 以上。维生素 A、B_1、B_2、C 及矿物质钙、铁、锌等应当达到"DRIs"的 80% 以上。三大营养素热量占总热量的百分比:蛋白质 12%～15%,脂肪 30%～35%,碳水化合物 50%～60%。每日早餐、午餐、晚餐热量分配比例为 30%、40% 和 30%。优质蛋白质占蛋白质总量的 50% 以上。

(5) 有条件的托幼机构可为贫血、营养不良、食物过敏等儿童提供特殊膳食。不提供正餐的托幼机构,每日至少提供 1 次点心。

儿童各类食物每日参考摄入量表

食物种类	1～3 岁	3～6 岁
谷类	100～150 g	180～260 g
蔬菜类	150～200 g	200～250 g
水果类	150～200 g	150～300 g
鱼虾类		40～50 g
禽畜肉类	100 g	30～40 g
蛋类		60 g
液态奶	350～500 mL	300～400 mL
大豆及豆制品	—	25 g
烹调油	20～25 g	25～30 g

注:《中国孕期、哺乳期妇女和 0～6 岁儿童膳食指南》(中国营养学会妇幼分会,2010 年)

(三) 体格锻炼

(1) 托幼机构应当根据儿童的年龄及生理特点,每日有组织地开展各种形式的体格锻炼,掌握适宜的运动强度,保证运动量,提高儿童身体素质。

(2) 保证儿童室内外运动场地和运动器械的清洁、卫生、安全,做好场地布置和运动器械的准备。定期进行室内外安全隐患排查。

(3) 利用日光、空气、水和器械,有计划地进行儿童体格锻炼。做好运动前的准备工作。运动中注意观察儿童面色、精神状态、呼吸、出汗量和儿童对锻炼的反应,若有不良反应,要及时采取措施或停止锻炼。加强运动中的保护,避免运动伤害。运动后注意观察儿童的精神、食欲、睡眠等状况。

（4）全面了解儿童健康状况，患病儿童停止锻炼；病愈恢复期的儿童运动量要根据身体状况予以调整；体弱儿童的体格锻炼进程应当较健康儿童缓慢，时间缩短，并要对儿童运动反应进行仔细的观察。

（四）健康检查

1. 儿童健康检查

（1）入园（所）健康检查

① 儿童入托幼机构前应当经医疗卫生机构进行健康检查，合格后方可入园（所）。

② 承担儿童入园（所）体检的医疗卫生机构及人员应当取得相应的资格，并接受相关专业技术培训。应当按照《管理办法》规定的项目开展健康检查，规范填写"儿童入园（所）健康检查表"，不得违反规定擅自改变健康检查项目。

③ 儿童入园（所）体检中发现疑似传染病者应当"暂缓入园（所）"，及时确诊治疗。

④ 儿童入园（所）时，托幼机构应当查验"儿童入园（所）健康检查表""0～6岁儿童保健手册""预防接种证"。

发现没有预防接种证或未依照国家免疫规划受种的儿童，应当在30日内向托幼机构所在地的接种单位或疾病预防控制机构报告，督促监护人带儿童到当地规定的接种单位补证或补种。托幼机构应当在儿童补证或补种后复验预防接种证。

（2）定期健康检查

① 承担儿童定期健康检查的医疗卫生机构及人员应当取得相应的资格。儿童定期健康检查项目包括：测量身长（身高）、体重，检查口腔、皮肤、心肺、肝脾、脊柱、四肢等，测查视力、听力，检测血红蛋白或血常规。

② 1～3岁儿童每年健康检查2次，每次间隔6个月；3岁以上儿童每年健康检查1次。所有儿童每年进行1次血红蛋白或血常规检测。1～3岁儿童每年进行1次听力筛查；4岁以上儿童每年检查1次视力。体检结束后应当及时向家长反馈健康检查结果。

③ 儿童离开园（所）3个月以上需重新按照入园（所）检查项目进行健康检查。

④ 转园（所）儿童持原托幼机构提供的"儿童转园（所）健康证明""0～

6 岁儿童保健手册"可直接转园（所）。"儿童转园（所）健康证明"有效期 3 个月。

（3）晨午检及全日健康观察

① 做好每日晨间或午间入园（所）检查。检查内容包括询问儿童在家有无异常情况，观察精神状况、有无发热和皮肤异常，检查有无携带不安全物品等，发现问题及时处理。

② 应当对儿童进行全日健康观察，内容包括饮食、睡眠、大小便、精神状况、情绪、行为等，并做好观察及处理记录。

③ 卫生保健人员每日深入班级巡视 2 次，发现患病、疑似传染病儿童应当尽快隔离并与家长联系，及时到医院诊治，并追访诊治结果。

④ 患病儿童应当离园（所）休息治疗。如果接受家长委托喂药时，应当做好药品交接和登记，并请家长签字确认。

2. 工作人员健康检查

（1）上岗前健康检查

① 托幼机构工作人员上岗前必须按照《管理办法》的规定，经县级以上人民政府卫生行政部门指定的医疗卫生机构进行健康检查，取得"托幼机构工作人员健康合格证"后方可上岗。

② 精神病患者或者有精神病史者不得在托幼机构工作。

（2）定期健康检查

① 托幼机构在岗工作人员必须按照《管理办法》规定的项目每年进行 1 次健康检查。

② 在岗工作人员患有精神病者，应当立即调离托幼机构。

③ 凡患有下列症状或疾病者须离岗，治愈后须持县级以上人民政府卫生行政部门指定的医疗卫生机构出具的诊断证明，并取得"托幼机构工作人员健康合格证"后，方可回园（所）工作。

a. 发热、腹泻等症状；

b. 流感、活动性肺结核等呼吸道传染性疾病；

c. 痢疾、伤寒、甲型病毒性肝炎、戊型病毒性肝炎等消化道传染性疾病；

d. 淋病、梅毒、滴虫性阴道炎、化脓性或者渗出性皮肤病等。

④ 体检过程中发现异常者，由体检的医疗卫生机构通知托幼机构的患病工作人员到相关专科进行复查和确诊，并追访诊治结果。

（五）卫生与消毒

1. 环境卫生

（1）托幼机构应当建立室内外环境卫生清扫和检查制度，每周全面检查1次并记录，为儿童提供整洁、安全、舒适的环境。

（2）室内应当有防蚊、蝇、鼠、虫及防暑和防寒设备，并放置在儿童接触不到的地方。集中消毒应在儿童离园（所）后进行。

（3）保持室内空气清新、阳光充足。采取湿式清扫方式清洁地面。厕所做到清洁通风、无异味，每日定时打扫，保持地面干燥。便器每次使用后及时清洗干净。

（4）卫生洁具各班专用、专放并有标记。抹布用后及时清洗干净，晾晒、干燥后存放；拖布清洗后应当晾晒或控干后存放。

（5）枕席、凉席每日用温水擦拭，被褥每月曝晒1~2次，床上用品每月清洗1~2次。

（6）保持玩具、图书表面的清洁卫生，每周至少进行1次玩具清洗，每2周图书翻晒1次。

2. 个人卫生

（1）儿童日常生活用品专人专用，保持清洁。要求每人每日一巾一杯专用，每人一床位一被。

（2）培养儿童良好卫生习惯。饭前便后应当用肥皂、流动水洗手，早晚洗脸、刷牙，饭后漱口，做到勤洗头洗澡换衣、勤剪指（趾）甲，保持服装整洁。

（3）工作人员应当保持仪表整洁，注意个人卫生。饭前便后和护理儿童前应用肥皂、流动水洗手；上班时不戴戒指，不留长指甲；不在园（所）内吸烟。

3. 预防性消毒

（1）儿童活动室、卧室应当经常开窗通风，保持室内空气清新。每日至少开窗通风2次，每次至少10~15分钟。在不适宜开窗通风时，每日应当采取其他方法对室内空气消毒2次。

（2）餐桌每餐使用前消毒。水杯每日清洗消毒，用水杯喝豆浆、牛奶等易附着于杯壁的饮品后，应当及时清洗消毒。反复使用的餐巾每次使用后消毒。擦手毛巾每日消毒1次。

（3）门把手、水龙头、床围栏等儿童易触摸的物体表面每日消毒1次。坐便器每次使用后及时冲洗，接触皮肤部位及时消毒。

(4) 使用符合国家标准或规定的消毒器械和消毒剂。环境和物品的预防性消毒方法应当符合要求(见附件)。

(六) 传染病预防与控制

(1) 家长按免疫程序和要求完成儿童预防接种。配合疾病预防控制机构做好托幼机构儿童常规接种、群体性接种或应急接种工作。

(2) 机构应当建立传染病管理制度。托幼机构内发现传染病疫情或疑似病例后,应当立即向属地疾病预防控制机构(农村乡镇卫生院防保组)报告。

(3) 老师每日登记本班儿童的出勤情况。对因病缺勤的儿童,应当了解儿童的患病情况和可能的原因,对疑似患传染病的,要及时报告给园(所)疫情报告人。园(所)疫情报告人接到报告后应当及时追查儿童的患病情况和可能的病因,以做到对传染病人的早发现。

(4) 机构内发现疑似传染病例时,应当及时设立临时隔离室,对患儿采取有效的隔离控制措施。临时隔离室内环境、物品应当便于实施随时性消毒与终末消毒,控制传染病在园(所)内暴发和续发。

(5) 机构应当配合当地疾病预防控制机构对被传染病病原体污染(或可疑污染)的物品和环境实施随时性消毒与终末消毒。

(6) 传染病期间,托幼机构应当加强晨午检和全日健康观察,并采取必要的预防措施,保护易感儿童。对发生传染病的班级按要求进行医学观察,医学观察期间该班与其他班相对隔离,不办理入托和转园(所)手续。

(7) 保健人员应当定期对儿童及其家长开展预防接种和传染病防治知识的健康教育,提高其防护能力和意识。传染病流行期间加强对家长的宣传工作。

(8) 染病的儿童隔离期满后,凭医疗卫生机构出具的痊愈证明方可返回园(所)。根据需要,来自疫区或有传染病接触史的儿童,检疫期过后方可入园(所)。

(七) 常见病预防与管理

(1) 托幼机构应当通过健康教育普及卫生知识,培养儿童良好的卫生习惯;提供合理平衡膳食;加强体格锻炼,增强儿童体质,提高对疾病的抵抗能力。

(2) 定期开展儿童眼、耳、口腔保健,发现视力异常、听力异常、龋齿等问题进行登记管理,督促家长及时带患病儿童到医疗卫生机构进行诊断及矫治。

(3) 对贫血、营养不良、肥胖等营养性疾病儿童进行登记管理,对中重度贫血和营养不良儿童进行专案管理,督促家长及时带患病儿童进行治疗和复诊。

（4）对患先心病、哮喘、癫痫等疾病的儿童，及对有药物过敏史或食物过敏史的儿童进行登记，加强日常健康观察和保育护理工作。

（5）重视儿童心理行为保健，开展儿童心理卫生知识的宣传教育，发现心理行为问题的儿童及时告知家长到医疗保健机构进行诊疗。

（八）伤害预防

（1）托幼机构的各项活动应当以儿童安全为前提，建立定期全园（所）安全排查制度，落实预防儿童伤害的各项措施。

（2）托幼机构的房屋、场地、家具、玩教具、生活设施等应当符合国家相关安全标准和规定。

（3）托幼机构应当建立重大自然灾害、食物中毒、踩踏、火灾、暴力等突发事件的应急预案。如果发生重大伤害时应当立即采取有效措施，并及时向上级有关部门报告。

（4）托幼机构应当加强对工作人员、儿童及监护人的安全教育和突发事件应急处理能力的培训，定期进行安全演练，普及安全知识，提高自我保护和自救的能力。

（5）保教人员应当定期接受预防儿童伤害相关知识和急救技能的培训，做好儿童安全工作，消除安全隐患，预防跌落、溺水、交通事故、烧（烫）伤、中毒、动物致伤等伤害的发生。

（九）健康教育

（1）托幼机构应当根据不同季节、疾病流行等情况制订全年健康教育工作计划，并组织实施。

（2）健康教育的内容包括膳食营养、心理卫生、疾病预防、儿童安全以及良好行为习惯的培养等。健康教育的形式包括举办健康教育课堂、发放健康教育资料、宣传专栏、咨询指导、家长开放日等。

（3）采取多种途径开展健康教育宣传。每季度对保教人员开展1次健康讲座，每学期至少举办1次家长讲座。每班有健康教育图书，并组织儿童开展健康教育活动。

（4）做好健康教育记录，定期评估相关知识知晓率、良好生活卫生习惯养成、儿童健康状况等健康教育效果。

（十）信息收集

（1）托幼机构应当建立健康档案，包括：托幼机构工作人员健康合格证、儿童入园(所)健康检查表、0～6岁儿童保健手册、儿童转园(所)健康证明。

(2) 托幼机构应当对卫生保健工作进行记录,内容包括:出勤、晨午检及全日健康观察、膳食管理、卫生消毒、营养性疾病、常见病、传染病、伤害和健康教育等。

(3)工作记录和健康档案应当真实、完整、字迹清晰。工作记录应当及时归档,至少保存3年。

(4) 定期对儿童出勤、健康检查、膳食营养、常见病和传染病等进行统计分析,掌握儿童健康及营养状况。

(5) 有条件的托幼机构可应用计算机软件对儿童体格发育评价、膳食营养评估等卫生保健工作进行管理。

第四章
托幼机构的环境卫生与保健制度

托幼机构的环境主要包括园内的建筑物以及室内外各种设施、设备与用具。为幼儿提供一个良好的、符合卫生要求的物质环境，是保证幼儿正常的生长发育和健康发展的基础，也是做好托幼园所保教工作的重要前提。

托幼机构的环境建设，必须以保证幼儿健康、促进幼儿发展为目的，从安全、保健、教育等基本点出发，创设出既符合幼儿发展水平，又能促进幼儿身心健康发展的最佳环境，使幼儿能在园(所)中安全、健康、愉快地进行生活、游戏和学习。

第一节　托幼机构房舍、场地的卫生

一、托幼机构房舍

(一) 托幼园所房舍的配置

托幼园所的房舍通常分为生活用房、服务用房和供应用房三大类。幼儿园的生活用房主要包括活动室、寝室、卫生间、衣帽贮藏室、音体活动室等。托幼园所的服务用房主要包括医务保健室、隔离室、晨检室、教职工办公室、资料室、会议室、值班室、传达室以及教职工厕所、浴室等。托幼园所的供应用房主要包括幼儿厨房、消毒室、烧水间、库房等。

(二) 托幼园所房舍配置的卫生原则

参照我国城乡建设环境保护部与国家教育委员会于1987年9月3日共同颁布的《托儿所、幼儿园建筑设计规范》等有关文件和规定，托幼园所的房舍配置，除了需要考虑适合于不同年龄阶段幼儿发展的特点以外，还应该遵守以下几个基本的卫生原则：①房舍建筑本身应安全、牢固；②房舍的配置要能保证幼儿的安全以及身心的健康发展;③房舍的配置要便于控制传染病在园所内蔓延或流行。

(三)托幼园所生活用房的卫生要求

活动室:活动室是幼儿生活、游戏与活动的主要场所。活动室应宽敞,面积均应在 50 m² 以上,幼儿人数可在 20～35 人之间,活动室净高不应低于2.80 m。活动室应采光充分、照明良好。幼儿的视觉器官尚未发育完善,要保护好幼儿的视力,必须解决好活动采光和照明问题;活动室应通风良好;活动室的地面应保暖、防滑。活动室的其他卫生要求:活动室的墙角、窗台、暖气罩、窗口竖边等棱角部位必须做成小圆角。活动室电源插座安装的高度不应低于1.70 m。活动室应用低温热水集中采暖,供暖的散热器必须采取防护措施。采用局部式采暖时,一定要采取适当的防火措施以及相应的通风与排烟措施,以防火灾以及有害气体等对幼儿机体的影响。

寝室:寝室的窗户上应配置颜色较深的窗帘,以利于幼儿午睡。地面最好铺设木制地板,以增加保温性。寄宿制幼儿园的寝室,还应设置夜间供保育员巡视时用的照明设施。寝室内应保持整洁与安静,经常开窗通风,保持空气流通与新鲜,即使在较寒冷的冬季,也应在幼儿进入寝室进行午睡前,开窗换气 10 分钟左右。有条件的托幼园所,可以在寝室里安装紫外线灭菌灯,以便于经常进行室内的空气消毒,尤其是在传染病流行期间,其所起的作用将更加有效与重要。

卫生间:卫生间是幼儿进行洗漱以及排泄的生活用房。卫生间应临近活动室和寝室,盥洗和厕所应分间或分隔。保教人员不得使用幼儿的厕所。若保教人员的厕所设置在幼儿的卫生间内,应与幼儿的厕所分隔开;卫生间的地面应为易清洗、不渗水并防滑的地面。卫生间中应有直接的自然通风,并始终保持通风与干燥。卫生间内应设有专门的污水池,用于冲洗抹布、墩布或倒污水。由于幼儿的身材较矮小,动作能力的发展还较差,因此,幼儿的盥洗设备与厕所设备的大小、高矮以及结构、种类等的选择,均应适合于幼儿的身材特点以及能力发展水平。

二、托幼机构场地

(一)托幼机构的绿化

绿化对托幼机构具有重要作用,绿化能改善托幼园所内局部小环境的气候,减少尘土、废气、噪音等有害物质对幼儿的危害,使空气得到净化。绿化能起到美化环境的作用,有利于幼儿产生愉悦的情绪,怡情养性。在烈日炎炎的夏季,幼儿还可以在浓荫下进行活动和纳凉,有助于夏季开展户外活动;托幼园所还可以利用绿化带,引导幼儿认识各种树木与花草,培养幼儿对大自然的兴趣以及热爱大自然的情感。

在托幼机构的绿化带中,可以种植一些树木、花草以及常见的农作物,但要避免种植有毒的或带刺的植物,以免伤害幼儿。在种植的树木与花草中,最好既包括常绿树,又包括落叶树,以便园(所)内一年四季都能见到绿色,同时又能体会到季节的变化。有条件的托幼园(所),应铺设一定面积的草坪,因为幼儿很喜欢在草坪上追逐和玩耍。

(二)托幼机构的室外活动场地

室外活动场地,主要是供幼儿进行户外游戏和体育活动时使用。托幼园(所)应设置各班专用的、靠近各自活动室的室外活动场地。托幼园(所)还应有全园共用的室外活动场地。如果托幼园(所)的场地较为宽敞,在场地的边缘还可设置一些凉亭、回廊、坡缓的小山坡等,便于幼儿休息和满足幼儿各种活动的需要。幼儿室外活动场地的地面设施最好有多种类型,如水泥地、泥沙地、草地等。

第二节　托幼机构常用设备的卫生

托幼园(所)的各种设备与用具是幼儿生活以及开展各种活动所必需的物质条件,为了保证幼儿的身心健康与发展,这些设备与用具必须适合于幼儿的年龄特点,符合基本的卫生要求。

1. 玩具

幼儿玩具的基本卫生要求是:无毒、安全、牢固、耐玩,易于保洁与消毒,对幼儿身心的健康发展能起到良好的促进作用。

2. 运动器械

托幼园(所)的运动器械有大、中型的,如滑梯、秋千、转椅、荡船、攀登架、摇马、平衡板、投掷架等,也有小型的运动器械,如小三轮车、手推车、塑料圈、哑铃、各种球等。

幼儿运动器械的卫生要求是:坚固、耐用、光滑、使用安全,高矮、大小、坡度等均适合于幼儿的年龄特点,有利于幼儿的身心健康与发展。在幼儿每次活动以前,要仔细检查器械的关键部位是否安全,防止意外伤害。当发现运动器械有破损、脱落、生锈等现象时,应立即停止使用该器械,并及时加以处理。对器械定期进行检修,加强安全与清洁管理等。

3. 桌椅

幼儿在活动室进行游戏、绘画、进餐等活动以及休息时都离不开桌椅。合适的桌椅,有助于幼儿保持良好的坐姿,避免疲劳,预防近视和脊柱异常弯曲的发生。其配置的原则是幼儿桌椅的大小、结构等,应适合于幼儿的身材;幼儿桌椅的配置应以幼儿的身高为依据。

4. 床以及寝具

每名幼儿应使用自己专用的小床。幼儿床的大小、长短以及结构等,也应适合于幼儿的身材。具体地说,幼儿床的长度应为幼儿的身长再加 15～25 厘米,床的宽度应为幼儿肩宽的 2～2.5 倍。为了保证幼儿睡眠时的安全以及便于幼儿自己上下床,幼儿床的高度一般为 30～40 厘米,不宜过高。床的周围应设有栏杆,在床的一侧可留有上下床的空隙。幼儿应使用自己专用的寝具,如枕巾、被子和褥子等,寝具应选用纯棉制品,并经常进行必要的清洗和晾晒,不用时则应放置在干燥的橱柜中加以保存,以保证其清洁与卫生。

5. 橱柜

幼儿直接使用的橱柜主要包括玩具柜、文具柜、饮水杯柜、刷牙杯柜、衣帽柜、鞋柜等。橱柜的结构、高矮以及深度,应适合于幼儿的身材,以便于幼儿自己取放和整理。橱柜不应有尖锐的棱角,最好制作成小圆角。橱柜的表面应光滑,避免有木刺或钉子露出。橱柜应敦实,重心较低,以免幼儿不慎将其推倒而造成伤害。如果可能,最好将橱柜设在墙内,这样既能扩大幼儿活动的空间,又能避免幼儿碰撞。

6. 饮食用具

幼儿常用的饮食用具有碗、碟、匙、筷子、饮水杯等,其质料应坚固、光滑、无毒,易于清洗与消毒,不起化学反应,防烫嘴和手,其大小、重量以及结构等应适合于幼儿手部发育的特点,便于幼儿用手操作。

7. 盥洗用具

幼儿常用的盥洗用具有肥皂、毛巾、牙刷、牙膏、刷牙杯、洗屁股盆、洗脚盆等。除肥皂以外,其他的盥洗用具都应该是专人专用。由于幼儿的皮肤比较娇嫩,保护机能较差,很容易受到损伤,因而,幼儿使用的肥皂应选用刺激性较小的肥皂,例如香皂中含碱很少,多属中性,较适合于清洁幼儿的皮肤。幼儿使用的洗屁股盆和洗脚盆应分开,并且在幼儿每次洗完以后应进行必要的清洗以及定期进行消毒。

第三节　健康检查制度

托幼园(所)应建立和健全健康检查的制度。健康检查的对象应包括新入园的幼儿、在园的幼儿以及托幼园所中的全体工作人员。健康检查包括幼儿的健康检查和工作人员的健康检查。

一、幼儿的健康检查

对幼儿进行定期的和不定期的健康检查,可以了解每个幼儿的生长发育情况和健康状况,以便采取相应的措施,更好地促进幼儿健康地成长,同时,对疾病也可以做到早发现、早隔离和早治疗。

(一) 入园前的健康检查

即将进入托幼园所生活的幼儿,在入园前必须进行全面的健康检查,以鉴定该幼儿是否能过集体生活,预防将某些传染病带入到托幼园所中。而且,入园前的健康检查还能为托幼园(所)更好地了解和掌握每名幼儿生长发育的特点以及健康状况提供重要的资料。

幼儿入园前健康检查的主要内容有:①了解幼儿的疾病史、传染病史、过敏史、家族疾病史等。②检查幼儿当前的生长发育与健康状况,如:身高、体重、胸围、头围、心肺功能、视力、听力、皮肤、牙齿的发育、脊柱的发育、血红蛋白、肝功能等。③了解幼儿预防接种完成的情况等。

幼儿入园前的健康检查,通常是在当地的妇幼卫生保健院所进行,目前,许多城市都有统一规定的幼儿入园前健康检查的项目。幼儿入园前的健康检查,只在一个月内有效。

(二) 入园后的定期健康检查

幼儿入园后应定期进行健康检查。一般来说,1岁以内的婴儿,每季度应体检一次;1～3岁的婴儿,每半年体检一次,每季度量体重一次;3岁以上的幼儿,每年体检一次,每半年测量身高、视力一次,每季度量体重一次。

托幼园(所)应为每名幼儿建立健康档案,以便全面了解和判断每名幼儿生长发育的情况。幼儿每次健康检查以后,医务保健人员都应对幼儿个人以及集体进行健康分析、评价以及疾病统计,并据此提出在促进幼儿健康成长方面的相应措施。

（三）每日的健康观察

幼儿每日入园以后，医务保健人员和保教人员应该对其进行每日的健康检查和观察，发现疾病及早进行隔离和治疗，防止疾病的加重或在园内传播。幼儿每日的健康观察主要包括入园时的晨检和全日的观察。

1. 入园晨检

入园晨检是托幼园所卫生保健工作的一个重要环节。通过这一环节，不仅可以及早发现疾病，而且，对于一些不安全的因素也可以及时加以处理。同时，也能了解到幼儿在家庭中的生活情况，有利于保教人员更好地做好当日的工作以及密切家园的联系。

晨检工作应在幼儿每天清晨入园时进行，寄宿制幼儿园应在幼儿早晨起床以后进行。负责晨检工作的人员可以是医务保健人员，也可以是具有初步医学知识的保教人员。

幼儿晨检的主要内容概括起来是：一摸、二看、三问、四查。"一摸"是指摸摸幼儿的前额部位，粗知幼儿的体温是否正常，摸摸幼儿颈部淋巴结是否肿大；"二看"是指认真查看幼儿的咽喉部位是否发红，观察幼儿的皮肤、脸色以及精神状况等有无异常；"三问"是指询问一下家长，幼儿在家里饮食、睡眠、排便等生活情况；"四查"是指检查幼儿有无携带不安全的物品到园内来，发现问题及时处理。

晨检中如果发现幼儿有身体不适或疾病迹象，应劝说家长带幼儿去医院检查，或暂时将该幼儿隔离，请保健医生进一步检查，然后再确定是否入班。

2. 全日观察

幼儿入园以后，保教人员在对幼儿进行日常保育和教育的过程中，应随时观察幼儿有无异常表现，重视疾病的早发现。全日观察的重点是：幼儿的精神状况、食欲状况、大小便状况、睡眠状况、体温等。

比如平时活泼爱动的幼儿，突然变得不爱说话、不爱活动、没精打采了；幼儿吃饭时没有食欲，甚至出现呕吐等现象；幼儿小便颜色加重、大便次数增多或拉稀了等等，都反映出幼儿身体的异常，应进一步对幼儿进行身体检查，以确定幼儿是否生病。

二、工作人员健康检查

为了保证幼儿的健康，托幼园所的工作人员在进入托幼园所工作以前，都必须进行严格的健康检查,健康检查合格者方能进入到托幼园所中从事工作。在托幼园所中工作的全体人员,每年还必须进行一次全面的健康检查。托幼园所工作人员的健康检查,除了一般性健康检查以外,还包括胸部 X 光透视、肝功能、阴道霉菌和滴虫以及淋病、梅毒等项目的检查。健康检查不合格者,应立即调离或暂时离开工作岗位,有些疾病待痊愈后,持有关的健康诊断证明方可恢复工作。

第四节　预防接种制度

幼儿进入托幼园(所)以后,预防接种的任务应该由托幼园(所)承担起来,配合卫生防疫部门,共同完成儿童的计划免疫工作。因此,托幼园(所)应建立预防接种制度,严格按照规定的接种种类、计量、次数、间隔时间等进行预防接种,并防止漏种、错种或重复接种。

托幼园(所)的预防接种工作主要包括以下四个方面的内容:

一、做好预防接种的登记工作

幼儿进入托幼园(所)以后,医务保健人员应根据幼儿预防接种卡上的记录进行全面的登记,确定该幼儿哪些接种已完成、哪些接种尚未进行,以保证预防接种的衔接性。

二、做好预防接种前的通知工作

幼儿在每次进行预防接种前,托幼园(所)应提前在园所大门前的黑板上贴出通知,预先通知家长幼儿预防接种的时间、接种疫苗的种类以及注意事项等,以取得家长的共同配合。

三、做好预防接种过程中的登记、检查以及接种后的观察工作

在进行预防接种的过程中,保教人员和医务保健人员应相互配合,共同做好接种幼儿的登记和检查工作,尤其应防止漏种、错种或是重复接种,保证接种任务的顺利完成。对于没有接种的幼儿以及因患病暂时不能参加接种的幼儿,应登记在案。

幼儿接种以后,在生活和活动方面,医务保健人员应给予必要的建议和指

导,保教人员应配合进行。同时,保教人员和医务保健人员应共同做好幼儿接种后的观察工作,发现幼儿出现异常情况,应及时采取相应措施。

四、做好预防接种的补种工作

对未参加预防接种的幼儿,医务保健人员应与幼儿的家长进行联系,并与家长协商,共同做好补种的工作。

第五节　消　毒　制　度

托幼园(所)建立并严格执行消毒制度,是预防疾病发生以及切断传染病传染途径的一项重要措施。

托幼园所应做好预防性消毒和传染病疫源地消毒两方面的工作。对日常用水、食物、餐具、餐桌、盥洗用具、玩具、图书等的经常性消毒和定期消毒,称为预防性消毒。当发生传染病后,对疫源地进行消毒,称为"疫源地消毒"。常用的消毒方法有物理消毒法和化学消毒法。

一、物理消毒法

物理消毒法主要包括机械消毒、煮沸消毒、蒸气消毒、日晒消毒等方法。①机械消毒:利用洗涤、通风换气等方法,杀灭和消除环境中的致病微生物。主要用于玩具、室内空气等的消毒。②煮沸消毒:利用水的高温作用,将物品中的致病微生物杀灭。其方法是将需要消毒的物品全部浸入水中,煮沸 15 分钟以上。主要用于各种耐热和不怕水的餐具、金属器械、衣物等物品的消毒。③蒸气消毒:利用蒸气的高温作用,将物品中的致病微生物杀灭。主要用于毛巾、尿布、衣物、餐具等物品的消毒。④日晒消毒:利用日光中紫外线的作用杀灭附在物品表面上的致病微生物。其方法是将需要消毒的物品放在日光下持续曝晒3～6 小时。主要用于衣服、被褥、图书、玩具等物品的消毒。

二、化学消毒法

化学消毒法是指利用化学药品进行消毒的一种方法。托幼园(所)常用的清洁、消毒剂有:酒精、碘酒、高锰酸钾、洗涤剂、消毒灵、新洁尔灭、肥皂水、洗衣粉、去污粉、漂白粉、石灰、来苏水、氯亚明、过氧乙酸等。消毒剂最好是液体状态或者溶于水的，以便于与致病微生物迅速接触，起到消毒的作用。使用消毒剂时，应严格掌握消毒剂的有效浓度和浸泡时间。物品浸泡前通常要洗刷干净，然后再将物品全部浸泡在消毒液中进行消毒。

在实际操作中，有时还可以将物理消毒法与化学消毒法有机结合起来进行，以提高某些物品的消毒效果。

第六节 隔离制度

隔离制度是托幼园（所）控制传染病传播和蔓延的一项重要措施，即将传染病患者、病原携带者或可疑患者同健康的人分隔开来，阻断或尽量减少相互间的接触，并实施彻底的消毒和合理的卫生制度，以防止传染病在园内的传播和蔓延。托幼园（所）的隔离室最好能有两间以上。隔离室的用品应专用。

托幼园（所）的隔离制度主要包括以下五个方面基本措施：

一、对幼儿患者应及时进行隔离

当发现幼儿患传染病后，应立即将病儿进行隔离，并视传染病的种类以及病情的轻重，确定是留园隔离治疗或送回家中隔离治疗或送医院隔离治疗。对患有不同传染病的幼儿应分别隔离，以防交叉传染。

病儿所在的班级应进行必要的消毒。

与病儿有过接触的幼儿或成人，应进行检疫、观察或隔离。检疫期间，该班不收新生入班，不与其他的班级接触。检疫期满后，无症状者方可解除隔离。病儿待隔离期满痊愈后，经医生证明方能回园所和班级。

被隔离的幼儿，应使用自己的餐具、盥洗用具以及专用的便盆等，医务保健人员应对其使用过的物品和排泄物及时或定时进行消毒。在此期间，应委派专人对病儿进行仔细的照顾、观察和护理。

二、对可疑患儿进行临时隔离

当发现幼儿有患传染病的迹象时，应立即请保健医生诊断，不管确诊还是不确诊，都应进行个人临时隔离。临时隔离可以是在家中进行，也可以暂住在园内的隔离室,但应与已确诊为传染病的幼儿分开。

三、对患病工作人员应立即进行隔离

园(所)中的工作人员如果患了传染病,应立即进行隔离,并做好与其相接触人的检疫以及疫源地的消毒工作。

四、幼儿离开园所返回时的观察与检疫

幼儿如果离开园(所)一个月以上或到外地,在返回托幼园(所)时,医务保健人员应向家长询问该幼儿有无传染病接触史,同时,对该幼儿进行必要的健康检查。未接触传染病的幼儿,要观察两周,有传染病接触史的幼儿,应进行个人临时隔离,待检疫期满以后方可回班。

五、工作人员家中发现传染病应及时向园(所)报告

园(所)中工作人员的家中或幼儿的家中如果发现有传染病患者,应及时报告园(所)领导,并在保健室备案,园(所)对此应酌情采取相应的防范措施或隔离措施。

第五章
学前儿童心理卫生与保健

第一节　学前儿童心理卫生概述

随着人们对健康概念认识的日渐完善以及对健康关心程度的不断提高,心理健康已越来越引起人们的重视。要保证人的心理健康,就要讲究心理卫生。重视和讲究幼儿的心理卫生,是保证幼儿心理健康的重要措施。

一、幼儿心理卫生的意义

心理卫生也称精神卫生,它是指维护和增进人们的心理健康、预防心理疾病的发生以及矫治各种不健康心理的心理学原则、方法和措施。

较早从事心理卫生研究与实践工作的应属医学界。早期的心理卫生工作主要是围绕有躯体疾病和心理疾病的患者开展的,目的在于预防和治疗疾病,这可以说是一种狭义的心理卫生。

随着社会的进步以及医学的发展,人们更多地从积极的意义上去认识和研究心理卫生。当今社会,心理卫生工作的着眼点已经放在健康人的心理保健方面,即从个体生命刚刚诞生之时起,就开始加强心理保健工作,其目的在于从根本上消除对心理可能造成有害影响的根源,预防心理障碍和心理疾病的产生,促使人们的心理尽可能达到较高的健康水平。可见,心理卫生的主要意义在于积极地维护和增进人们的心理健康。

幼儿期是人的一生中身心各方面发展最迅速、最重要的时期,幼儿在成长的过程中并不是一帆风顺的,他们会经历许多转折点,也会遇到许多矛盾与困难。由于他们年龄尚小,经验与能力都很欠缺,而且极易受到各种不良因素的影响,因此,在其成长过程中,成人应重视幼儿的心理卫生,加强对幼儿的心理保健,增强幼儿的心理能力,尽可能避免幼儿出现这样或那样的心理问题或心理障碍,这对于幼儿心理的健康发展是十分重要的。

从社会的背景上看,现代社会正处于急剧的变化之中,社会竞争的日益激烈、人们生活节奏的不断加快、人际关系的日益复杂、家庭结构与居住环境的改变等等,都在无形之中增加了幼儿在成长过程中的紧张因素或不利因素,致使幼儿的心理问题较以前明显增多。

如果幼儿期的心理问题没有能得到及时消除,将会使幼儿在成长的过程中遭受挫折,这不仅会影响幼儿现阶段的生活和活动,影响幼儿心理的正常发育和健康,而且,不良的心理状态还会影响幼儿身体的正常发育和健康,有的甚至会导致躯体疾病或心身疾病的发生。不仅如此,某些心理问题或心理障碍还将会影响其一生的健康。许多研究表明,一个人在心理方面的异常、障碍和心理疾病,并不是无缘无故、突然发生的,其原因大多数起源于儿童时期(尤其是幼儿阶段)在心理方面所受到的不良刺激或不良影响。因此,必须加强幼儿心理卫生工作。这是维护和增进幼儿心理健康乃至人一生健康的重要保证。

二、幼儿心理卫生工作的内容

幼儿心理卫生工作的内容相当广泛,凡是能维护和增进幼儿心理健康的措施和方法,都属于幼儿心理卫生工作的范畴。概括地说,一般包括以下几个方面:

(一) 为幼儿提供良好的生活环境和教育环境

幼儿的家庭、托幼园(所)和整个社会,都应该为幼儿的健康发展提供良好的生活环境和教育环境,使幼儿的基本权益得到保障,减少并消除有损于幼儿身心正常发育的各种因素,从而使幼儿能受到良好的保护并得到充分的发展。

(二) 加强各种心理保健措施,对幼儿进行心理卫生教育

在幼儿生长发育的过程中,卫生保健部门、家庭、托幼园(所)应做好相应的心理保健工作,例如:遗传咨询、妊娠期保健、产前检查、婴幼儿的保护和心理保健、合理营养、计划免疫、健康检查等,使个体生命从孕育之时起就能得到良好的维护和发展。根据幼儿发展的年龄特点,对幼儿进行心理卫生教育,也是幼儿心理卫生工作的重要方面。通过心理卫生教育,逐步培养幼儿良好的心理品质,增强幼儿自身的心理适应能力,提高幼儿心理健康的水平,从而使幼儿能更好地适应社会生活。

（三）幼儿心理问题的早期发现、早期干预和早期治疗

幼儿心理问题的早发现、早干预和早治疗十分重要。通过观察、诊断、筛查等方法，可以及早地发现有心理问题的幼儿，并及时采取相应的措施，对其进行早期干预和早期治疗，这样便可以把心理问题消灭在萌芽状态，从而为童年期的心理健康奠定良好的基础。

从幼儿心理卫生工作的上述内容中可以看出，从事幼儿心理卫生工作的人员不仅应该包括幼教工作者、医务工作者，还应该包括家长和社会工作者。

第二节　学前儿童心理发展的特点

想要更好地了解儿童，首先要关注的就是儿童心理发展的基本特点。心理发展是指个体从出生到死亡期间持续的有规律的心理变化过程，又称心理发育。心理发展一般包括动作（行为）、言语、认知、情绪、人格和社会适应性等方面。

一、学前儿童心理发展的基本规律

1. 连续性与阶段性

和其他事物一样，儿童心理的发展也是一个不断的矛盾运动过程，是一个不断从量变到质变的发展过程。儿童心理发展的连续性是指个体心理发展是一个开放的、不断积累的过程。表现在前后发展之间不是没有联系的，先前的较低级的发展是后来较高级的发展的前提。发展的阶段性，是指个体心理发展的过程是由一个个发展的特定阶段组成的，每一个发展阶段表现出特定的质的特征。如在不同的发展阶段儿童，在行为、认知、情感、思维等方面都有不同的特点。儿童心理发展的连续性和阶段性不是绝对对立的，而是辩证统一的。儿童心理发展一般采取渐变的形式，在原有的质的特征占主要地位时，已经开始出现新的特征的萌芽，而当新的特征占主要地位之后，往往仍有旧的特征的表现，发展之间一般不出现突然的中断，阶段之间具有交叉性。

2. 普遍性与差异性

心理发展是一个客观过程，会受到遗传和环境因素的影响，在遗传因素、环境因素和个体自身因素相互作用下得到发展。发展的普遍性是指个体心理发展的总趋势和各个心理过程的发展遵循一定的客观规律。比如个体心理机能的发展顺序是：由具体形象思维到抽象逻辑思维，由机械记忆到意义记忆，由无意注意到有意注意，由喜、惧等一般情感到理智感、道德感。发展的差异性是指每一个儿童的心理都有自己的发展速度、特色和风格等，从而构成个体间心理发展的不同。之所以有发展的差异性，主要是因为个体的遗传因素、环境因素和个体自身因素不同，造成个体所面临的任务不同、已有经验不同和从事活动的不同，个体所习得技能和结果也不同，形成个体间的差异。

3. 不平衡性

发展的不平衡性主要表现在三个方面：一是不同阶段发展的不平衡。人一生的发展不是等速的，在不同时期变化的速度是不一样的。学前期和青春期是发展的两大加速期。即使同是学前期，不同时间发展的速度也是不一样的。二是不同方面的发展不均衡。学前儿童心理活动的各个方面并不是均衡发展的。比如，感知觉在出生后发展迅速，其能力很快就达到比较发达的水平，而思维的发生则要经过相当长的孕育过程，两岁左右才真正发生发展起来，到学前末期仍处于比较低级的发展阶段——只有逻辑思维的萌芽。三是不同儿童心理发展的不均衡。不同的学前儿童，虽然年龄相同，心理发展的速度却往往有所差异。比如，有的孩子刚刚 1 岁零 2 个月就会说话，有的孩子已经 2 岁多了，还没有开口。我们说，这些都是正常儿童，而且早晚会具备基本的心理活动能力，只不过是发展速度上有个别差异而已。

二、学前儿童心理发展的特点

学前儿童心理发展的主要特点是：认识活动的无意性占优势。所谓无意性是指没有预定目的，不需要意志、努力，自然而然进行的注意、记忆、想象等心理活动。具体表现在以下三个方面：

1. 认识活动的具体形象性

幼儿的思维活动是直觉行动思维，思维过程离不开直接的感知和动作。幼儿主要是通过感知、依靠来认识事物的，就是说幼儿只有在看到、拿到、听到具体物体时，才能进行思维。看到水就要玩水，看到别人玩球又要玩球。同时他们是一边玩一边想，如果不玩了，也就不想了，即一旦动作停止，对该动作的思维也就停止了。如两排相等数目的棋子，如果等距离摆开，幼儿都知道是"一样多"，但是如果将其中的一排棋子聚拢，不少幼儿就会认为密的这一排棋子数目少些，因为"这一排比那一排短"。可见，幼儿辨别数目的多少要受棋子排列形式的影响。到 3 岁以后,幼儿的思维就能依靠自己头脑中的表象和具体事物的联想来进行了,已经能够摆脱具体行动,运用那些曾经看见过的、听到过的事情和故事来思考问题。具体形象的思维左右着幼儿的整个认识过程,幼儿的思维是以具体形象性为主要特点的。

2. 心理活动及行为的无意性

幼儿控制和调节自己的心理活动和行为的能力仍然很差,很容易受其他事物的影响而改变自己的活动方向,因而行为表现出很大的不稳定性。这种不稳定性主要是因为幼儿的注意是不稳定、不持久的。幼儿对于新颖的、鲜艳的、强烈的、活动的、多变的、具体形象的以及能够引起他们兴趣和需要的对象,才集中注意力,但又很容易受更加强烈的新异刺激物的影响而转移。心理学实验告诉我们,在较好的教育环境下,3 岁幼儿的注意可连续集中 3~5 分钟,4 岁幼儿可集中 10 分钟左右,5、6 岁幼儿可以集中 15 分钟左右。在正确的教育影响下,随着幼儿年龄的增长,这种状况逐渐有所改变。

3. 开始形成最初的个性倾向

3 岁前,幼儿已有个性特征的某些表现,如他们在气质、性格上,有的好动、灵敏、反应快,有的沉静、稳重、反应慢;有的好哭,易激动,有的活泼、开朗;有的能和别人友好相处,有的则霸道、逞强;有的爱听故事、爱学习、勤快,有的浮躁、粗心;有的懂道理,有的有创造性。孩子们在画画、手工、唱歌、跳舞、运动、讲故事以及计算等等方面的能力也初步显示了自己的爱好和特长。但是这些特征是不稳定的,容易受外界的影响而改变,个性表现的范围也有局限性,很不深刻,一般只在活动的积极性、情绪的稳定性、好奇心的强调程度等方面反映出来。随年龄的增长,幼儿个性表现范围比以前广阔,内容也深刻多了。无论是在兴趣爱好、行为习惯、才能方面,还是对人对己的态度方面,都开始表现出自己独特的倾向,这时的个性倾向与以后相比虽然还是容易改变的,但是已成为个性的基础或雏形。

第三节　影响学前儿童心理发展的因素

一、遗传因素在人的发展中的影响作用

第一,遗传只为人的发展提供必要的生物前提和发展的潜在可能性。说遗

传为人的发展提供必要的生物前提,这很好理解。说遗传只能为人的发展提供发展的潜在的可能性,这不好理解。

第二,人的遗传潜藏着发展的巨大可能性。目前在医学上还无法通过DNA来破译与人的各种能力、智力等相关的遗传因子,但是,人们又分明看到了基因对人的个性、智商、技能等的影响。人的发展是受到遗传的巨大影响的。突出的才能基本都是天赋的。

第三,人的生理成熟程度制约着人的发展过程和阶段。所谓生理成熟指的是个体受遗传素质制约的生理机能和构造的变化在一般的年龄阶段所达到的一般程度。同年龄阶段的儿童身心发展在同年龄阶段不仅有共同的表现,同时彼此之间又可能有一定的区别。这些区别即因个人间生理成熟程度不同而导致超前发展或延后表现,许多超常儿童表现出一般儿童所不具有的早熟或少年早慧,而另一些儿童又可能有许多行为表现得与其年龄不十分相称。这些都是生理成熟的不同程度的具体表现。

第四,遗传的差异性对人的发展有一定的影响。科学研究表明,人的遗传素质也是有个别差异的,即使是同卵双生子,在机体的构造和机能方面也都有不同的区别。实际上,人的智力水平、才能、特长等在一定程度上受到遗传素质的影响。由于遗传素质的差异,不同的民族、种族、性别之间产生的区别通常不是靠简单的后天努力可以弥补的,这要通过遗传的缓慢进化才能实现。

第五,遗传对人的发展影响大小与其本身是否符合常态有关。人的遗传有$3\%\sim5\%$的概率是非常态的,即我们所说的"超常"。"超常"有两种情况:低于常态的和高于常态的。教材中的观点是:不符合常态的情况下,遗传对人的影响作用就是决定性的,常态的情况下不起决定性作用。

第六,遗传对人的影响在人的发展的不同阶段作用不同。前苏联心理学家鲁利亚的理论认为,至学龄中期,人的复杂的生理活动方式,遗传已对它几乎没有影响。原因有二:一是发展作为从潜在到现实的过程随时间的推进,潜在已成现实或潜在错过了变为现实的过程,潜在因素的作用就变弱了。二是随着个体的发展,影响个体发展的因素逐渐增多与增强,人的心理发展也趋向高级复杂,故遗传的作用就相对减弱。对这个观点可以提出质疑。潜在的因素是与生俱来的,不会因为后天没有开发而消失。第二点只能证明后天的影响不符合人的天性,而不能说遗传的作用减弱了,是遗传的影响因子被压抑了。

总之,遗传素质为人的身心发展提供了可能性,环境和教育规定了人的身心发展的现实性。遗传素质为人的身心发展提供了必要的生物前提。但是，遗传为人的发展提供的可能性能否成为现实性，关键在于后天的环境和教育。从遗传素质到智慧才能，要经过一个复杂的发展过程。先天的遗传素质并不能从根本上决定一个人的发展。遗传素质上的差异也不能决定一个人后天成就的大小。一个遗传素质较差的儿童，未必终身无所作为。在现实条件下，不同的条件、教育程度或教育专业方面，在很大程度上作为一种实际的驱动机制产生着各种不相同的现实的人，并直接导致他们身心发展的水平、性质、领域等方面的种种差别。

二、环境因素在人的发展中的影响作用

环境，一般指直接或间接影响个体形成和发展的全部外在因素。这些外在因素主要包括自然环境和社会环境。

自然环境和社会环境在人的发展中起怎样的作用呢？

自然环境是人赖以生存与发展的物质基础，为人的生理及其机能的发育提供必需的能量。在生产力水平固定的情况下，自然环境在一定程度上决定了人的生活方式及其生活质量，进而影响人的发展水平。

但对人的发展起决定性作用的还不是自然环境，自然环境对人的身心发展的影响只能是基础性的，在环境因素中，起关键作用的是社会环境。

社会环境指人类在自然环境基础上创造和积累的物质文化、精神文化和社会关系的总和，如民族文化、生产方式、生活方式、社区机构、家庭亲友、科学教育、公共场所、社会风气、流行思潮和社会制度等。

社会环境对人的发展有什么影响作用呢？第一，社会物质生产方式制约着人的发展程度和范围；第二，社会关系影响着人的发展的方向和性质；第三，社会的精神文化影响着个体的身心发展内容；第四，社会环境的不同还可能造成个体发展上的巨大差异；第五，环境对人影响的特点是带有一定的自发性和偶然性。我们已经体验到计划经济和市场经济两种不同的社会观念下，人们的观念、意识的不同。市场经济条件下，不同的时代，人们的社会意识的不同。曾经是法宝的竞争意识，现在正被合作的意识所替代。曾经是法则的"适者生存"的观念，现在也正为"学会共同生活"的生态意识观和人道主义精神所替代。时代的精神决定人的观念和意识。同时，不同生活、文化条件和教育条件，可能导致年轻一代身心发展的不同水平。即使是智力优异的个体，处在一个生活艰难、

教育水平低下的环境,会因为缺乏必要的发展条件和机遇,也可能使发展受到影响,才能被埋没。

环境因素不像学校教育那样有计划、有目的、有组织,它是在与各种人的交往中、在各种社会活动中,对人发生影响的。其中有积极的因素,也有消极的因素。正、反两个方面的因素都有很大的影响作用。环境对人的影响是潜移默化的。环境对人的影响虽然是经常的和广泛的,但是这种影响在大部分情况下是自发的、分散的和偶然的。这种自发的环境因素没有既定的目标,不能按照一定的方向持续、系统地影响人的发展。虽然环境对人的发展有很大的影响作用,但是人不是被动地、消极地接受环境的影响。人是有主观能动性的,人不但能认识世界,还能改造世界,通过改造世界来更好地适应外部世界。

那种认为环境决定人的发展的观点是错误的,片面夸大了环境的作用。

三、教育在人的发展中的作用

教育是特殊的社会环境,在人的发展中起主导作用。具体表现在:

第一,学校具有明确的目的性和方向性,是专门培养人的;第二,学校教育具有较强的计划性和系统性;第三,学校教育具有高度的组织性;第四,教育可控制和利用各种环境因素对人的自发影响;第五,教育可以充分发挥个体遗传上的优势,弥补遗传上的缺陷。

教育在人发展中起主导作用,应该说是有道理的,但是,我们还应该附加一定的条件才可以这样肯定地说,因为教育是一把双刃剑,它可能成为人发展的助力,也可能成为人发展的阻力。

教育要发挥主导作用,必须满足一些条件,这些条件有:第一,从受教育者的角度看,受教育者必须具有可教育性和受教育的主观能动性。第二,从教育自身的影响条件看,教育必须是高质量的。低质和恶劣的教育,对人的影响是负面的,并不是积极的影响。第三,家庭环境。很多情况下,家庭对孩子的影响是很大的,精神的、物质的,都对学生的发展起着很大的影响。家庭的变故可能直接导致学生休学。当然,良好的家庭环境对学生的教育也是很有影响的。很多情况下,儿童的天赋因为家庭不能给予及时的开发而得不到发展。家庭环境对人的发展的影响作用是很大的。一个人的性格,实际上,更多的是在家庭中形成的。第四,社会发展状况。在谈到教育与社会发展关系的时候已经谈到社会对教育的制约作用。任何教育都是社会的教育,它自身的发展首先是受社会制约的。因此,教育要发挥主导作用,取决于社会发展状况。在生产力水平低下的社会条件下,人们对教育不重视,也没有受教育的需要,教育也就无法起到主导性的作用。

总之,影响人的因素是复杂的,我们不能简单、教条地理解和运用现有的理论,尤其是不能不根据具体情况进行具体分析。我们不能忘了人的本性,不能片面地强调人的自然属性或社会属性或精神属性。在学校教育中,要把对个体生命的关注突显出来,让课堂焕发出生命的活力。教育应该是对每个独特的生命的内在潜力的挖掘和引导。

第四节　学前儿童心理保健措施

一、幼儿的年龄特点与心理保健

幼儿在成长的过程中,会产生许多需要,也会随着年龄的增长遇到一些问题和困难。根据幼儿不同年龄阶段的特点,实施相应的心理保健,可以避免幼儿出现心理问题,促使幼儿身心健康发展。幼儿心理保健方面的内容很多,在这里,仅介绍在幼儿发展的不同年龄阶段中比较突出和重要的方面。

(一) 0~1 岁婴儿心理保健的重点

1. 满足婴儿的多种需要

婴儿从出生之时起就产生了需要,这些需要必须依靠成人才能得到满足。婴儿的需要可以分为两大类:一类是生理需要,另一类是心理需要。婴儿的需要是否能够得到满足,对其身体与心理的健康发展具有重要的意义。

婴儿最早出现、也是最基本的需要是生理需要,这是婴儿维持生命、保持正常发育的基本条件。这些生理上的需要主要包括:食物、睡眠、衣着、排泄、清洁、安全等。只有当婴儿的这些生理需要得到满足以后,他才会显得很宁静和放松,表现出愉快的情绪。婴儿的这些生理需要如果不能得到满足,不但会妨碍他的发育和身体的健康,而且还会影响其心理的健康发展。

成人在满足婴儿基本的生理需要的同时,还应该满足婴儿的心理需要,如:安全感的需要、爱的需要、交往的需要、活动的需要等。

婴儿喜欢在自己熟悉的环境中生活,喜欢躺在母亲的怀里吃奶,更喜欢成人多抱一抱他、多与他说话、多陪他玩、多逗他乐……每当这时,婴儿总是会表现出愉快的神情,甚至会开心地欢笑,这些都反映出婴儿对于爱、安全感以及交往的需要。充分满足婴儿的这些需要,可以使婴儿感受到成人对他的关心和爱,从而产生对成人的依恋和信赖,建立起与成人亲密的关系,从中获得安全感、愉悦感和爱的满足。这些都是婴儿将来形成良好个性和人际关系的基础。许多研究与事实证明,在这一时期如果婴儿缺乏母爱、缺乏安全感或缺乏交往,那么,在其将来的成长过程中往往会表现出较多的心理问题,如情绪紧张、焦虑、多疑、胆怯、缺乏自信、吮吸手指、咬指甲等。

值得一提的是,母乳喂养对于婴儿身心健康的发展具有重要的价值。母乳是婴儿最理想的食品,它不仅有利于婴儿身体的发育和健康,而且,当婴儿躺在母亲温暖的怀抱中吃奶的时候,还能使婴儿感受到母亲的体温和母亲对他的爱抚,这种母子间肌肤的接触、眼神的相接以及气味的交融等,能加强母子间的情感交流,使婴儿获得心理上的满足,同时,婴儿在吮吸母亲乳头的过程,也会使他感受到一种安全和满足。

婴儿还有活动的需要,这主要表现在:他喜欢摸摸这、摸摸那,玩玩小手、蹬蹬小腿,不停地爬动、玩玩具、摆弄物体等。如果成人带他外出,那他的眼睛更是会忙不迭地东看看、西瞧瞧,生怕漏掉什么等。婴儿的动作能力和智慧,就是在这种不断的活动与探索之中逐渐发展起来的。婴儿对于事物的兴趣、活动的积极性和主动性以及对自己能力的感受,也是在此过程中开始萌发的。如果给予婴儿的限制过多,或是给予婴儿活动的刺激过少,不能使婴儿的需要得到满足,则很可能使婴儿神情变得呆板,行为变得退缩、被动,各方面能力的发展较差,对自己缺乏信心,或是表现出发怒、反抗等不良的情绪和行为反应。

由于这一时期的婴儿,还不能用语言表达自己的需要,主要是通过不同的声音、表情、身体动作等来表达自己的感受和需要,因此,成人需要十分细心地观察婴儿,学会理解婴儿的各种反应和表现,以便能较准确地把握婴儿的身心状况和感受,及时满足婴儿的各种需要,以促进婴儿身心健康的发展。

2. 避免婴儿受到伤害

对于婴儿来说,由于其年龄尚小,身体和心理的发育均处于十分娇嫩的状态,外界给予他的刺激哪怕只有一丁点儿,但对于他来说有可能就是非常大的。

因此,在养育婴儿的过程中,要尽可能避免让婴儿受到任何伤害,包括身体上的和心理上的。

注意婴儿身体的保健以及安全防护,是防止婴儿身体受到伤害的关键,成人要精心地照顾好婴儿的生活。疾病和身体受损,都有可能会影响到婴儿的正常发育。避免让婴儿的心理受到伤害也是至关重要的。在这一时期,婴儿也会逐渐遇到一些不顺心的事,如断奶、所依恋的人离开自己、陌生人的介入等等,而这些又都是在婴儿生活中必须经历的事情。对此,成人要理解婴儿的心理感受,更要耐心地帮助婴儿慢慢过渡、逐渐适应,不要使婴儿感到不安、无助、忧郁、紧张或恐惧。

例如断奶,为了帮助婴儿逐渐减少对母乳的过分依恋,为断奶做好准备,当婴儿出生4个月以后,逐渐开始给婴儿添加辅助食品,使婴儿知道除了母乳以外还有许多好吃的东西,以便激发婴儿对其他食物的兴趣,并使婴儿逐渐喜欢吃这些食物,这是为断奶做好生理与心理准备的重要一步。当婴儿手部动作能力有了一定的发展以后,成人可以给婴儿一些手拿食吃,如手指饼干、小馒头片等,以便让婴儿自己体验拿东西吃的感受,这不仅能锻炼婴儿手眼协调的动作,而且,还能使婴儿感到自己吃东西是那样的有趣、好玩,从而产生较浓厚的兴趣,同时,这也能使婴儿逐渐摆脱对母乳的依恋。这样,通过逐步培养婴儿的咀嚼和吞咽能力,使婴儿对其他食物产生兴趣,减少母乳喂养的次数,最终达到断奶的目的。

在这一过程中,让婴儿有一个生理和心理的准备过程是相当重要的。成人尽可能不要采取突然断奶或是逼迫断奶的方式,否则很容易使婴儿在生理和心理上产生不适应,引起婴儿烦躁不安、哭闹不止、拒绝进食,或使婴儿体验到失落和挫折。

正确对待婴儿怕生的现象也是很重要的。婴儿出生六七个月以后,由于他对母亲或主要照顾者产生了较强的依恋感,因而对于家庭以外的人便会表现出怕生的现象。例如,当陌生人走近他或是逗他玩的时候,他会感到害怕甚至哭起来,如果陌生人将他抱起,他哭闹得会更加厉害,身体拼命地挣扎……他已不再像从前那样,任凭谁逗他都会觉得高兴。

婴儿怕生是婴儿认识能力发展过程中的一个重要变化,这充分表明婴儿在感知和记忆能力等方面有所发展。对于婴儿所表现出来的怕生,成人应该做的是:一方面,不要强迫婴儿与陌生人接触,以减少婴儿的消极情绪和不安的感受;另一方面,应逐渐地引导和鼓励婴儿去接触周围的事物和人,不断扩大婴儿的接触范围和交往面,这样便可以使婴儿在逐渐适应的过程中摆脱心理上的恐惧和担忧,逐渐学习与他人进行交往。

(二) 1～3岁婴儿心理保健的重点

1. 满足婴儿独立性的需要

能独立行走,对于婴儿来说,是人生中的一个重大的转折点,这不仅意味着婴儿生活空间的扩展,而且更重要的是,婴儿可以根据自己的意愿行动了,他想到哪儿就可以到哪儿,其活动的自主性得到了很大提高。

随着婴儿动作能力、智力、自我意识等方面的发展,这一时期的婴儿已经不再像从前那样乖巧、听话,而是变得比较任性了,尤其喜欢自己动手做事,什么都想自己来干,表现出独立性的需要和意识。例如,他们总是想自己用勺吃饭、自己穿脱衣服、自己洗手、自己倒洗脸水……而且,随着年龄的增长,其独立性的需求愈加强烈。

婴儿这种独立性的需要,是这一时期婴儿心理发展过程中的一个重要特点,可以说,这正是培养婴儿独立性最有利的时机。对此,成人应该认识到婴儿的这种需要和愿望,并尽力去满足他、帮助他、鼓励他和培养他,使婴儿能从中体验到成功,意识到自己的力量和能力,这样,婴儿就愈加乐意去学习做事,其行为会变得主动和积极。婴儿的独立性、自主性以及对事物的认识和各种能力,正是在这一过程中逐渐发展起来的,这对于婴儿良好个性的形成以及能力的发展都具有重要的意义。

相反,如果成人觉得婴儿做事太慢、干得不好,甚至添麻烦,对婴儿的活动缺乏耐心和信心,于是就去制止婴儿的活动,包办代替,或是责怪婴儿,这样做,将会抑制婴儿刚刚萌发出来的独立意识,使婴儿对自己的能力产生怀疑,而逐渐放弃尝试和努力,最终养成婴儿对成人较强的依赖性,影响其独立性、自主性和各方面能力的发展,或者会使婴儿产生不满的情绪,导致婴儿的逆反心理和反抗行为,这些均不利于婴儿心理的健康发展。

2. 鼓励婴儿与他人交往

在独生子女的家庭中,由于缺乏兄弟姐妹,再加上城市中的居住特点,许多儿童交往的对象主要是自己的亲人,通常缺乏与同伴交往以及其他成人交往的经历,这将会给儿童社会化的过程带来一定的困难。

随着婴儿年龄的增长,他会逐渐开始对其他的儿童产生兴趣。当看见其他儿童时,他会表现出很高兴的神情,并情不自禁地上前用手去摸摸别人,玩玩别人的玩具,这是婴儿与人交往需要的重要表现,这也是帮助婴儿逐渐学习与人交往的有利时期,成人应给予积极的鼓励和帮助。

婴儿在与其他儿童一起玩的时候,难免会出现争抢玩具的现象。对此,成人应给予充分的理解,尽可能使每个婴儿的手中都有玩具玩,满足婴儿游戏与活动的需要。但有时他们之间仍然会出现争抢,这时成人应该逐渐地帮助他们学习如何调整活动的内容、如何轮流着玩、如何分享玩具、如何合作着玩。对于较委屈的一方,成人应给予较多的理解、帮助和关心,不要使其情绪过于不快,并帮助他逐渐学习调节自己的情绪和行为。对于较好强的一方,成人应帮助他理解别人的感情,指导他如何与他人相处,不要过多的指责。如果婴儿能表现出友好的行为,成人一定要表扬他、奖赏他,使他能体会到获得表扬和奖赏后的愉快心情。

鼓励婴儿与其他陌生的成人进行交往也是很重要的。这不仅能帮助婴儿逐渐摆脱对陌生人的恐惧与不安,扩大婴儿的交往范围,淡化婴儿对亲人的过分依恋,而且也能帮助婴儿学习人与人之间交往的社会规范,这些均有利于婴儿社会性的发展。

3. 帮助婴儿做好从家庭到托儿所的过渡

从入托第一天起,婴儿的整个生活就发生了巨大的变化。婴儿离开自己的亲人和熟悉的家庭环境,来到一个陌生的环境,要和陌生的人在一起生活,要适应陌生的生活制度,这对于年龄尚小的婴儿来说,可以说是人生中的又一个重要转折点。婴儿能否顺利地渡过这一转折期,将会对其身体和心理的健康产生重要的影响。

一般来说,大多数的婴儿在这一过程中会出现"分离焦虑"的现象,由于离开亲人进入到一个陌生的环境而产生焦虑不安或不愉快的情绪反应,这主要是对陌生的环境不太适应的反应。由于每个婴儿自身的特点与社会经历不太一样,因而这种分离焦虑的程度也不尽相同,有的轻一些,有的则较重一些。婴儿分离焦虑的主要表现是放声大哭、不愿意离开亲人、不愿意上托儿所。当亲人离开以后,分离焦虑反应稍重的婴儿,其情绪仍然表现低沉或啼哭不止,有的甚至会出现尿床、拒绝吃饭、夜惊等适应不良的反应或心理问题。

为了帮助婴儿能顺利地适应新环境,避免因适应不良而造成心理问题,托儿所和家庭要相互配合,共同做好过渡工作。对于托儿所方面来说,最好采取渐进入托的方式,使婴儿逐渐熟悉新环境。例如:从认识教师和托儿所的环境开始,逐渐过渡到认识同班的小朋友,再过渡到熟悉托儿所的生活。入托的时间开始时应短一些,以后逐渐地延长,婴儿家长先陪婴儿玩一会儿,然后再离开婴儿等等。另一方面,托儿所应安排和照顾好婴儿的生活和活动,为婴儿营造一种轻松、愉快的生活与活动气氛,使婴儿能感受到教师对他们的关心和爱护,同时帮助婴儿学习与同伴交往,激发婴儿对各种活动的兴趣。

对于婴儿的家庭来说,家长应亲自带着婴儿认识新环境,熟悉新环境,积极鼓励婴儿入托的行为,给予婴儿更多的理解、关心和爱护,同时,在生活作息时间的安排以及生活能力的培养上,应注意与托儿所保持一定的衔接,努力帮助婴儿逐渐解除对新环境的不安与焦虑,促使其尽快地适应新环境。家长对于婴儿的态度和语言,在一定的程度上对婴儿的心理也会产生重要的影响。只有托儿所和家庭双方密切地配合,共同关心婴儿的身体和心理状况,共同调整婴儿焦虑不安的情绪反应,共同帮助婴儿适应新的环境,才能使婴儿比较顺利地度过这个转折期,而不至于造成心理问题或心理障碍。

(三) 3~6 岁幼儿心理保健的重点

1. 帮助幼儿形成积极的自我概念

自我概念是指个体对自己的认识和评价,它是一个人个性特征的核心。幼儿期是个性形成的重要时期,幼儿处于什么样的环境,具有什么样的经验,主要来自于外界对他的态度和评价,这在很大程度上将决定其形成什么样的自我概念,从而成为其以后个性发展的基础。

这一时期的幼儿,由于受其认识能力的局限,常常还不能客观地认识和评价自己,他们往往是根据他人对自己的态度和评价来认识和评价自己,而成人对幼儿的态度和评价起着重要的影响。正因为如此,成人对幼儿的态度如何,评价如何,还会影响到同伴对自己的评价,而这一时期的幼儿已经开始具有一定的自尊心,他们渴望能得到同伴的尊重、赞赏和喜欢,因此,成人在对待幼儿时所采取的态度以及对幼儿的评价,都需要十分谨慎。

为此,成人一方面应该尊重幼儿,把幼儿当成一个平等的个体来对待,不能随便地批评幼儿、指责幼儿或是训斥幼儿,这也是培养幼儿自尊心的关键。另一方面,成人在对幼儿进行评价的时候,要考虑评价的客观性和准确性,切不可因为幼儿的某一件事或某一个行为就对幼儿简单地下结论,如"你怎么这么笨"、"你是一个不诚实的孩子"等,这样的话,不仅不能使幼儿对自己形成正确的认识和评价，而且还有可能导致幼儿形成消极的自我概念。

成人应该尽可能客观、全面地评价幼儿，而且在评价的时候应该是以一种积极鼓励的方式来对待幼儿、帮助幼儿，促使幼儿能朝着某一方面去努力，从而帮助幼儿建立起对自己正确的态度和看法，使幼儿树立起自尊和自信。

2. 重视幼儿正确的性别角色培养

性别化是个性社会化的重要方面，它是指一个人按照社会所认为的适合其性别的性格特征、情绪反应和行为态度发展的过程。每个社会都有其特定的性别角色的观念以及性别角色的行为标准。

一般来讲，儿童在 3 岁以前就能逐渐开始意识到自己的性别，知道自己是男孩还是女孩，这是对自己的性别产生了认同。到了 3 岁以后，随着幼儿年龄的增长，成人对于幼儿的行为会逐渐表现出性别上的要求，例如，"你是一个男孩子，男孩子是不哭的"，"你怎么这么调皮，一点儿不像个女孩子"等，幼儿的性别角色意识和行为也就随之而逐渐产生。

重视幼儿性别角色的培养，有益于幼儿从小建立起正确的性别角色意识和相应的行为，这对于其一生的性别角色活动以及终生的幸福都是十分关键的。

家庭在幼儿性别角色培养方面起着重要的影响作用。为了促使幼儿心理健康的发展，家长应从幼儿出生开始就注意对其性别方面给予正确的影响和教育，例如给幼儿起名字、买衣服、买玩具，对幼儿的期待与要求等，帮助幼儿逐渐形成正确的性别角色意识和行为。家长应避免在这些方面有意或无意地将幼儿的性别角色颠倒，更不能为了自己个人的期望而将男孩子当作女孩子来养育，或者是把女孩子当成男孩子来养育，这样的话，将会使幼儿产生性别认同的障碍，使幼儿的个性和行为向异性方向发展，最终可能导致其将来社会适应上的障碍或性心理变态。

3. 为入小学做好准备

入小学也是人生中的一个重要的转折点。幼儿从幼儿园升到小学，将要进入一个崭新的环境，迎接一种崭新的生活。

为了能让幼儿顺利地适应小学的生活与学习，在这一时期，尤其是在入学前的半年，应让幼儿在身心两方面都有所准备。例如：激发幼儿入学的愿望，帮助幼儿了解小学生的生活以及小学的环境，发展幼儿的独立性、自主性和任务意识、规则意识，培养幼儿的学习兴趣和良好的学习习惯，在生活作息时间的安排上逐渐与小学相衔接等。

第六章
学前儿童常见心理疾患与矫治

第一节　学前儿童的精神压力

精神压力已成为当今人们面临的最为严重的问题之一,据估计,人类 90% 左右的疾病与精神压力存在着不同程度的联系。精神压力是过度的心理紧张,对正处于生长发育中的学前儿童的身体和心理都会产生有害的影响,帮助学前儿童应付实际生活和学习中的精神压力是对学前儿童实施心理卫生的重要方面。

一、精神压力的定义

精神压力是人与环境之间的特殊关系,它取决于人对加重或超出其负荷的危机(比如不能实现的期望、目的和手段的冲突,负担过重或者过轻,受剥夺、无能为力、受创伤、受到能觉察到的威胁。具体如:家庭成员死亡或者严重疾病,父母分居或者离异,父亲或者母亲重新婚配,家庭经济状态不佳等)及其完好状态的评估。

人对生理和心理需要的满足的知觉,以及对满足这些要求的能力的知觉,是形成精神压力状态的根源,如果在知觉到的要求同人对自己满足要求的能力的知觉之间出现了不平衡,就会产生精神压力。这种不平衡会产生一系列复杂的生理、心理反应,也就是说,一方面机体发生了生理变化,另一方面,个体从认知和行为上试图消除造成紧张状态的要求。这种生理、心理的变化是短暂的,不平衡很快就会被调整,紧张状态就被消除;如果不平衡状态十分强烈,或者持续时间过长,机体难以应付,或者个体预期由于难以应付而可能出现不良后果,那么它就不会被消除,甚至会继续加深,最终造成机体损害。

精神压力在生理和心理上都会对学前儿童造成危害。在生理上,精神压力能扰乱机体的平衡状态,导致各种躯体疾病,特别是与植物神经调节的内脏器官有关的疾病。心身疾病是一组躯体疾病或一种综合征,它是由许多因素综合作用而造成的,可能有器质的倾向,也与个体的人格特征和其所处的环境有关联,但是更多的是与个体遭受到过度或过强的精神压力刺激有关联。学前儿童中较为常见的心身疾病主要有支气管哮喘、便秘、腹泻、消化性溃疡、肥胖症等等。长期高度的心理紧张、无意识冲突、受威胁而引起的不安全感等,都会对这类疾病的产生、发展起影响作用。

二、学前儿童精神压力的根源

1. 动机冲突

动机与需要有不可分割的联系,它是在需要的基础上产生的。如果把需要看作是人生存发展所依赖的条件,那么动机就是这些需要的具体表现。动机的冲突是心理冲突的核心内容,常会造成动机部分地或全部地得不到满足。动机冲突的类型有双趋冲突(两个动机同样强烈但只能选择一个:既想买布娃娃又想买玩具汽车)、双避式冲突(两个目标都想躲避,但只有接受其一才能避开其二:不想去幼儿园,也不想看爸爸妈妈焦急)、趋避冲突(对同一个目标同时产生多种动机:一方面好而趋之,另一方面恶而避之。别人的玩具,自己也想要,可是又不能抢;想吃糖,怕蛀牙)、双重趋避冲突(同时具有几个目标,而每个目标又同时形成趋避冲突)。动机冲突在学前儿童中经常发生,是干扰他们正常发育和发展的重要因素。尽管学前儿童的动机并不那么复杂,但是,有些动机冲突情境若不及时和妥善地解决,就会使他们处于紧张状态,造成他们强烈的情绪波动。

2. 社会经济情况

学前儿童与其他社会人群一样,生活在具有复杂的社会文化体系之中,包括经济关系、伦理道德、宗教、风俗、社会安定状况、社会福利状况,等等。这个体系的各种因素对于学前儿童内在的心理品质和行为方式的形成都可能有影响作用。例如,社会经济状态的剧变、社会文化的变迁、社会关系的变故,等等,都可能给学前儿童造成精神压力,成为他们社会适应不良的诱因。

3. 教育机构状况

托幼机构是儿童最早加入的集体教育机构,托幼机构对学前儿童的社会适应性行为的形成具有深远的作用。学前儿童对教师存在着很大的依赖性，比如儿童与教师之间的关系不密切、不融洽、不协调，儿童生活环境的气氛不融洽，往往会导致其心理上的不平衡，从而产生精神压力。同时教师的人格特征在教师与儿童的人际关系中起到了至关重要的作用。教师若脾气粗暴，情绪反复无常，偏执和偏爱，对儿童不友善、不亲热、不公正、无同情心和爱心，对儿童的要求不合理等，都可造成托幼机构中儿童与教师的关系紧张。此外，托幼机构教育和教学活动的组织和安排也与学前儿童的紧张状态密切相关，比如托幼机构以对学前儿童期望过高，将学前教育和教学成人化，给学前儿童强行灌输各种知识，对他们提出不切实际的要求，也都会导致他们产生心理紧张。

4. 心理创伤

来自托幼机构、家庭、社会和学前儿童自身的，能引起其心理紧张的因素不胜枚举。在诸多原因和因素中，威胁到学前儿童安全感的精神压力事件，特别是突发的生活变化事件（如亲人的突然死亡等），或能产生持久影响的紧张生活事件（如残疾、父母离异、家庭经济变故等）会造成他们产生心理创伤，这些事件可能成为学前儿童重要的精神压力来源。

三、学前儿童精神压力的减缓和消除

减缓和消除学前儿童的精神压力，一般从减轻外界环境和自身内部的压力以及增强自身心理强度等方面入手。

1. 减轻外界环境的压力

外界环境的压力一般可分为心理压力和生理压力两大类。

儿童心理压力主要有人际关系的压力、社会关系的压力、对学前儿童的期待所造成的压力等等。减轻学前儿童压力需要优化托幼机构的环境，包括完善教师人格、建立良好的同伴关系、适度的教学要求等，同时也要消除其他外界环境的心理压力，比如家庭的人际关系和社会的人际关系。及家庭、社会对学前儿童的期望等也都会对学前儿童造成压力，使学前儿童产生精神压力。减轻外界环境的心理压力也应包含这些方面。

外界的生理压力包括不适当的温度、湿度、照明、空间、噪音等不良物理因素的长期刺激等。例如，长期的高强度的噪音会刺激幼儿，使其大脑皮质的兴奋和抑制过程平衡失调，条件反射产生异常，脑血管张力功能受损，植物神经功能紊乱。这类不良刺激会使学前儿童情绪和行为发生紧张性变化。改变这种不良的物理环境,能减轻外界环境对学前儿童的生理压力。

2. 减轻内在的压力

学前儿童从出生开始就产生了需要,随着儿童身心的发展以及与社会接触面的扩大,儿童的需要也渐趋复杂。为减轻学前儿童内在的精神压力,家庭、托幼机构以及社会诸方面应尽量从学前儿童的立场出发,满足学前儿童的各种合理需要。例如,对于学前儿童而言,游戏是他们在已有的经验基础上的自我表现活动,以满足自身发展的需要,达到情感和智慧上的平衡,丰富和完善自己的人格内涵。满足学前儿童游戏的需要,能在很大程度上帮助学前儿童疏泄他们的心理紧张。

3. 增强学前儿童自身心理强度

人的自身心理强度指的是人应付内外压力的能力。人能否适应周围环境的刺激,能否承受和应付内在的压力,这在很大程度上取决于人的自我心理强度。人对环境刺激和内在压力的认识、评价、耐力以及解决问题的能力都与人的自身心理强度联系在一起的。通过心理健康教育,能有效地增强学前儿童的心理强度,减轻因外界环境刺激引起的压力和内在压力等导致的精神压力的程度。

第二节　与神经性习惯有关的心理问题

一、吮吸手指和衣物

(一) 生理机制

吮吸乳头是人的原始本能反射,婴儿会很自然地吮吸碰到嘴唇的任何物体。婴儿吮吸手指是一种常见的行为,特别是婴儿长牙的时候,这是正常现象。一般来说,2～3 岁以后,儿童的动作能力和语言发展了,反映儿童饥饿状态和索食的要求已经能满足,这种吮吸手指的现象就会消失,但是如果过了这一年龄阶段,还仍然经常吮吸手指,就不属于正常现象了。

(二) 原因

受到同伴和成人的非议;引起消化道感染或肠道寄生虫病;下颌发育不良,上下牙对合不齐。

（三）预防和治疗

不良的环境（婴儿期喂养不当、不能按时得到足够的食物）和不适当的教育方法（缺乏环境刺激和社会交往）都可以引起此类现象，孩子用吮吸自己的手指或衣物作为抑制饥饿或自娱自乐的方式，长此以往，就养成了习惯。

主要措施有以下几点：一是定时、定量喂足喂好婴儿，养成良好的生活饮食习惯；二是给儿童手指上抹苦味剂（胡椒粉、黄连水、辣椒水）或缠上纱布，使之在吮手指时产生一种厌恶感，可以减少或消除这些不良行为习惯；三是用儿童感兴趣的活动（拍皮球、叠纸、剪纸、画画、唱歌等）去吸引他们的注意力；四是满足孩子被爱被关注的需求（陪孩子游戏、带孩子郊游、睡前给孩子讲故事，多与孩子进行情感交流和肌肤接触，在陌生的环境中，要多给孩子关注）。

二、儿童咬指甲

咬指甲可以在儿童期的任一阶段发生，在3～6岁的儿童中发病率较高，但是多数出现在学龄初期的儿童身上，大约有10%～30%的学龄儿童有这种行为，多发年龄在11～13岁间，男女比例相近。随年龄增大后，症状可自愈。但少数人养成顽固习癖，终生难改。

（一）表现

儿童经常不由自主地咬去长出的指甲，还咬指甲周围的表皮，甚至吃掉指甲。严重的会将十个手指指甲咬得很短，甚至会把甲床咬出血来。有的儿童不仅咬指甲，还咬手上各小关节侧的皮肤、衣袖、领子以及其他各种物品。有些儿童还伴有多动、睡眠不安、吮吸手指、挖鼻孔等多种行为问题。在情绪不安时，咬指甲的行为表现更为突出。

（二）原因

咬指甲的行为主要与儿童紧张的心理状态有关。缺乏安全感：如父母工作忙，对孩子缺乏关爱，家庭关系紧张，父母或教师管教太严、孩子对新环境适应困难（如不愿去幼儿园）等，在强烈的心理压力或高度焦虑的情况下，孩子就会以咬指甲来缓解心理紧张，长此以往，行为就固定下来了。缺少同伴：孩子从幼儿园回来后，都是一个人在家里做作业、玩玩具、看电视，当感到孤独、寂寞、乏味时，便不自觉地去咬手指，久而久之便养成了习惯。模仿：有的儿童咬指甲行为是在幼儿园里从同伴那里模仿来的，获得了快感以后逐渐形成习惯。

（三）预防和治疗

①消除引起心理紧张的各种因素。如父母和教师不要过于严厉,作业难度不宜过大等;给孩子多一些时间能与同伴一起玩耍;用儿童感兴趣的活动(拍皮球、叠纸、画画、唱歌等)去吸引他们的注意力。满足孩子被爱被关注的需求(陪孩子游戏,带孩子参加各种游戏活动,带孩子郊游,睡前给孩子讲故事,多与孩子进行情感交流和肌肤接触,在陌生的环境中多给孩子关注)。②培养良好的卫生习惯。如勤剪指甲等。③在指甲上涂苦药(胡椒粉、黄连水、辣椒水)或缠上纱布,使之在咬指甲时产生一种厌恶感,可以减少或消除这些不良行为习惯。④对于较严重的患儿,可采取行为治疗的方法进行矫正。

三、习惯性阴部摩擦

（一）表现

孩子的这一症状,医学上称为习惯性阴部摩擦,多见于1~3岁的婴儿。表现为两腿交叉或并拢夹紧摩擦生殖器,同时双目凝视、面颊绯红,表情很不自然,有时还伴有出汗、喘气。一般表现为入睡或刚醒来时两腿内收,摩擦自己的外生殖器,女孩有时两腿交叉上下移擦。年龄稍大的儿童可表现为在突出的家具角上或骑在某种物体上活动身体,甚至为避免大人的干涉而暗自进行,每次持续几分钟。但神志清楚,无其他异常表现。这时,如父母阻止孩子的行为,阴部摩擦即会停止。

（二）原因

①局部刺激:如局部湿疹、炎症和蛲虫感染等。由于局部瘙痒,致使两大腿内收交叉摩擦,甚至将手伸入,时间长了就发展成为习惯性动作。②心理因素:有的儿童因家庭气氛紧张、缺乏母爱、遭受歧视等感情上得不到满足,又无玩具可玩,通过自身刺激来寻求宣泄,从而产生夹腿动作。③其他原因:在大孩子中,黄色录像、黄色书刊的影响,也是导致"夹腿"不良行为的原因。

（三）预防和治疗

①提高认识:防治本症的关键在于及早发现及早诊断。家长一旦发现孩子有这种迹象,应及早向儿童心理专家咨询。家长要了解此症的性质,对患儿不要责骂、不要惩罚,也不要强行制止其发作,要说服教育、诱导解释。②及时转移:当患儿将要发作或正在发作时,家长应装作若无其事的样子将患儿抱起来走走,或给患儿玩具玩玩,或领患儿出去玩耍,以转移孩子的注意力。如能持之

以恒,一般均能奏效。③按时作息:要养成按时睡眠的好习惯,晚上不要过早上床,早晨不要晚起赖床,以减少"夹腿"发作的机会。④去除原因:家长要注意患儿会阴部卫生,去除各种不良刺激。如果患儿有蛲虫、湿疹等,要及时请医生治疗。不穿着紧身衣裤。男孩若有包茎,应及时手术处理。家长还要注意给患儿营造一个良好的家庭环境,给孩子充分的温暖和爱抚。

第三节　与情绪有关的心理问题

初生婴儿的情绪是笼统不分化的,1 岁以后开始逐渐分化,2 岁时出现了各种基本情绪。一些不愉快的或消极的情绪,如恐惧、焦虑、抑郁、沮丧等在低龄儿童中就可存在。由于生理的或者心理的原因,儿童不能正常地发挥其人格的效能,就可发生情绪方面的紊乱,在社会生活和交往中出现困难,也会导致暴怒发作、夜惊、睡眠不安、社会退缩行为、自卑等问题的产生。

一、恐惧不安

指儿童对特定的事物(动物、人、物品)或情景所产生的过分或不合理的恐惧和回避反应。

(一)惧怕的对象

小儿主要的恐惧对象有生疏的动物和情境、陌生人、闪光、阴影、噪声、黑暗、孤独、梦境等。通常儿童对某些惧怕对象所产生的恐惧持续的时间比较短暂,常常无需任何处理即会自行消失。一般在 1 年内消失,大部分在 3 个月内就会消失。对某些特殊恐惧对象所表现出来的恐惧,只在某一年龄阶段表现得特别明显。少数学前儿童的恐惧比较严重,或者到了一定的年龄仍不消退,以致明显地干扰了他们的正常行为,造成社会适应性困难,就可成为情绪上的一种障碍,影响他们心理的健康发展,有的还会引起严重的焦虑和恐惧,甚至形成恐怖症。

(二)原因

①特殊刺激引起的直接经验。行为主义学派认为,儿童恐惧是由于儿童从特殊的刺激中获得的直接经验所致,因而是习得的。他们曾观察一个婴儿,小白鼠没有引起该婴儿的任何恐惧反应,但将小白鼠与该婴儿恐惧的巨声同时呈

现以后,原先不引起恐惧反应的小白鼠即可使该婴儿出现恐惧反应,而且这种反射建立起来的恐惧反应可以泛化,使这个婴儿害怕所有白色的东西。②恐惧是一种共鸣。班杜拉提出,儿童的恐惧反应也可以由共鸣性的方式学习而得到。当儿童看到父母或者家庭其他成员对某种外界刺激或情境表现出过度的恐惧和做出回避反应时,即可通过共鸣性的学习对同样的刺激也表现恐惧情绪。是大人的言行吓着了孩子,使他们学会了"怕"。不少人发现,有过度恐惧反应的儿童,他们的父母往往也有过度的恐惧倾向,而且他们的恐惧对象或场合也与儿童相类似。③恐惧是受恐吓的结果。有些大人为了镇住孩子,让不听话的孩子就范,常使用恐吓的办法,如大灰狼、老妖婆、警察。小孩子年幼无知,还分不清真假、虚实,他们相信大人信口胡编的话,恐惧就像个幽灵,会躲在孩子的潜意识里,使他们常常无惊自扰。

(三) 防治

①鼓励儿童观察和认识各种自然现象,懂得一些粗浅的科学道理。如电闪雷鸣时给孩子讲讲雷公公的故事,或投身于恐惧的情景中,学会如何应付。②禁止采用恐吓、威胁的方法,禁止儿童看恐怖影视、书刊、图片。③鼓励儿童多参加集体活动和游戏,培养其不畏困难、勇敢坚强的意志,克服种种恐惧心理。④必要时采用模拟示范法和系统脱敏法等一类行为治疗的方法进行矫治。系统脱敏法是先用轻微的较弱的刺激,然后逐渐增强刺激的强度,让其逐渐适应,最后达到消除恐怖障碍的目的。

二、屏气发作

屏气发作又称呼吸暂停症,是一种呼吸系统的神经症。该症的主要特点是婴幼儿在情绪急剧变化时出现呼吸暂停的现象。在2岁以下的小儿中比较多见,3岁以后很少发生,6岁以后十分罕见。

(一) 表现

儿童在遇到发怒、惊恐或不如意的事时,突然出现急剧的情绪爆发,旋即发生呼吸暂停。轻者呼吸暂停半分钟到1分钟左右,面色发白,口唇青紫;重者呼吸暂停2~3分钟,全身强直,明显发绀,意识丧失,出现抽搐,其后肌肉松弛,恢复正常呼吸。

(二) 原因

由于某种心理诱因的触发所致,如恐惧、发怒、疼痛或受到挫折等,是机体缺铁所致。约30%有家族史。

(三) 矫治

①尽量消除可引起小儿心理紧张的各种因素。家长要注意亲子关系和儿童早期生活的环境,尽可能解除或减轻儿童的心理紧张和矛盾冲突,避免可能触发屏气发作的各种因素。②不要溺爱孩子。家长千万不要因为孩子有这样的症状而过度保护起来,认为他不能受任何刺激,对他百依百顺,而是要进行正确的教养。既要让孩子感到家庭的温暖,又要对他有严格的要求,使孩子学会耐受挫折、克服困难,逐渐减少发作次数。③对于因缺铁性贫血所致的发作,则应在医生的指导下补充铁剂,纠正贫血,同时注意合理的膳食,多吃一些富含铁质的食物。④对正发作的孩子,家长要镇静,立即松开孩子的衣领、裤带,使其侧卧,轻轻扶着孩子。孩子恢复正常后,可以用给他讲故事、带他玩等方法转移他的紧张情绪。必要时还可选用苯巴比妥一类的镇静剂,以减少屏气发作的发生,防止脑部缺氧而产生的损害。

三、暴怒发作

(一) 表现

儿童暴怒发作表现:是指儿童在个人要求或欲望得不到满足时,或在某些方面受到挫折时,就哭闹、尖叫、在地上打滚、用头撞墙、撕扯自己的头发或衣服,以及其他发泄不愉快情绪的过火行为。儿童在暴怒发作时,他人常无法劝止他的这些行为。除非其要求得以满足,或无人给予理睬才停止下来。暴怒发作在学前儿童中比较常见,有部分儿童表现程度比较严重,发作过于频繁,成为一种情绪障碍。

(二) 原因

行为主义学派认为,儿童的暴怒发作是通过学习而产生的,即暴怒发作最初可能由于遭受挫折而引起,其后,可能由于受到环境中其他人对此事的态度、问题的结局等因素的影响而得以维持。例如,在小儿发生暴怒发作时,母亲作了让步以中止儿童的发作,但是母亲的行为却起到了助长儿童暴怒发作的作用,而其他儿童则又可通过学习模仿获得这种行为。

(三) 矫治

①预防儿童的暴怒发作,应从小培养他们讲道理、懂道理的品质,不要过于溺爱和迁就儿童。在第一次发作时,家长不要妥协,坚持讲道理,绝不迁就儿童

不合理的要求。②从小培养儿童合理宣泄消极情绪，让他们从小开始就懂得一些疏泄心理紧张的方法，并在生活中加以运用，也要帮助他们克服这种行为。③对于少数暴怒发作行为较为严重的儿童，应该给予行为治疗。主要方法是阳性强化法，又称"犒赏法"，比如当儿童完成某一项要求时即给予口头赞许或物质奖励；未完成某项要求时或出现不良行为时即取消奖励或者不予理睬。当儿童发作时，将其暂时安置在一个单独的房间里，给予短暂的隔离，使他的暴怒发作不引起人的注意，从而使发作的频率逐步降低。

四、儿童夜惊

儿童夜惊是指睡眠时所产生的一种惊恐反应，俗称"撒呓挣"，4～7岁的儿童较为多见，男孩的发生率比较高。

（一）表现

小儿入睡一段时间后(15～30分钟内)，在没有受到任何外部刺激的情况下突然从床上坐起，尖叫哭喊，两眼瞪直或紧闭，手脚乱动，表现出十分惊恐的样子，并伴有心跳加快、呼吸急促、全身出汗等症状。这时如果叫他，通常难以唤醒，对于他人的安抚、拥抱等不予理会。发作可持续数分钟(10分钟左右)，又自行入睡，醒后完全遗忘。发作次数不定，可隔数天发作一次，也可一夜发作多次。

（二）原因

多由心理因素所致。与母亲长期分离，亲人伤亡，父母吵架或离异、生活中遇到困难，受到成人的严厉责备或惩罚使小儿情绪紧张；睡前看了惊险恐怖的电视，或听了一些情节较紧张的故事等，都会造成儿童睡前精神紧张。

还可能有环境因素和生理因素，比如卧室温度过高或空气污浊；睡眠时将手压在胸口；晚餐过饱；鼻咽部疾病致使呼吸不畅，患肠寄生虫病使睡眠受骚扰等。

（三）预防

①消除引起紧张不安的心理诱因，减少儿童的情绪紧张。避免睡前过度兴奋或恐惧。②改变不良环境。注意培养良好的睡眠习惯，保持有规律的作息时间。③预防和治疗躯体疾病。

随着儿童年龄的增长，大多数幼儿的夜惊会自行消失，无需特殊处理。父母在孩子夜惊发作后，帮助孩子重新入睡即可。

第四节　与品行有关的心理问题

学前儿童中比较常见的品行障碍有攻击行为、偷窃、说谎、对小动物残忍、破坏公物等。这些行为与儿童的心理健康有很密切的关系。例如,有些儿童的破坏行为是心理冲突的结果,儿童通过破坏东西发泄自己心中的不良情绪。儿童品行障碍的诱发因素是多方面的,生物因素、社会道德标准和风气、儿童的精神创伤、家园联系、父母和教师的榜样等,都对儿童品行的塑造起着重要的作用。

一、儿童攻击性行为

攻击行为也称侵犯行为,是指个体有意伤害他人身体与精神,且不为社会规范所许可的行为(或能引起别人对立和争斗的行为)。是学前儿童最为常见的一种品行障碍,到学龄期后则日渐减少。

(一)表现

对于学前儿童来说,攻击性行为主要表现在三个方面:一是侵犯他人身体,踢、打、抓、咬他人;二是毁坏物品,撕、扔、踩东西;三是言语攻击,如通过讥笑、讽刺、诽谤、谩骂等方式对他人进行欺侮。有的小儿还可表现为"人来疯",以引起他人的注意。攻击性行为男孩多于女孩。

(二)原因

①疏泄情绪,保护自己。当幼儿受到挫折时,由于缺乏自我调节的能力或社会交往的经验,为了解除心理的紧张或维护自己的自尊,便采取攻击他人的行为来疏泄自己的情绪或保护自己。②观察模仿的结果。行为主义心理学家认为攻击性行为是一种社会学习性行为,是通过观察别人的攻击行为模式而学习到的,并由于这类行为所造成的后果而得以维持。儿童好模仿,如果在他生活的环境中经常有攻击性行为出现,或所看的电视中常有暴力行为镜头,他就会去模仿、学习。③家教不当。比如家长过分溺爱,造成儿童任性、霸道;家长怕孩子吃亏,告诫幼儿"别人要是打你,你就打他",这种错误的引导会使幼儿从"以牙还牙",逐渐发展到欺负弱小。或者是家长经常用体罚的方法对待儿童,为小儿起到了不良的示范作用。

（三）防治

①改变不当的家教方式。对小儿进行正确的引导和教育，不能简单和粗暴地对待孩子，要为孩子提供一个温暖、宁静、祥和的生活环境，远离暴力和不良诱因。②园（所）要调整好班级中孩子的人际关系，帮助幼儿学习如何与他人相处，如何调整自己的情绪，如何对待挫折等。③干预儿童的侵犯事实。在儿童攻击性行为发生后，教师和家长应该进行干预，使他们意识到侵犯行为是不能被接受的，懂得什么行为是错误的，应该遵守哪些行为规则。如果儿童有非常严重的攻击行为，如打骂他人、无理顶嘴等，应给予惩罚，绝不能姑息迁就。比如可取消他的某些权力，不许参加喜欢的活动，直到行为正常为止。④采取相应的心理治疗。示范法——可以将儿童置身于无攻击行为的楷模之中，或者让儿童观察其他儿童的攻击性行为如何受到禁止或惩罚，可减少其攻击性行为。消退法——对儿童的攻击行为采取不予理睬的方式，而对合作性行为给予表扬和奖励，也可以减少攻击行为的发生。暂时隔离法——将儿童暂时关禁闭，消除强化物。无论如何不可采取体罚的方法，因为体罚本身对儿童的攻击行为就起到了示范作用。

二、儿童说谎

小儿到了三四岁以后，一般都有说谎的行为。说谎可分为无意说谎和有意说谎两类。

（一）原因

无意说谎——学前儿童由于认知发展水平低，在思维、记忆想象、判断等方面出现与事实不相符的情况，而造成了说谎。比如，他们常常把想象中的事物当作现实存在的事实；把渴望得到的玩具当成已经得到了，去告诉别的小朋友。于是就出现了"牛皮吹破天""睁着眼睛说瞎话"的现象。这种"谎言"不是儿童有意编造的，而是由于他们心理发展水平的限制而产生的。这些儿童还判别不了事实的真伪虚实，即使说了谎，自己还分不清真假。随着儿童年龄的增长、认知水平的提高以及接受良好的教育，无意说谎会逐渐减少。

有意说谎——有些儿童由于各种原因，经常故意编造谎言，这就是有意说谎。①逃避责备或惩罚。有些幼儿做错了事怕受到训斥、打骂，于是编造谎言，以掩盖自己的过失，这时说谎成了幼儿免遭惩罚的自卫手段。成人对幼儿过分严厉，不问清事由就加以恐吓、责骂甚至施以体罚，常使幼儿产生这种问题。

②由于自卑想对别人进行报复，为了引起他人的注意；或者为了满足自己的虚荣心，有时也会说谎；或者为了对他人的攻击性行为进行报复而谎报情由，等等。如果幼儿通过说谎达到了目的，则无形中起了强化作用，久而久之，说谎就会成为一种顽习，即使在没有必要说谎的时候也会编造谎言，从而构成严重的品行问题。

（二）防治

①教育儿童诚实做人。预防和纠正说谎行为关键在于教育。教师和家长要让幼儿懂得从小就要说老实话，做老实事，用诚实的行为规范要求自己。让他们懂得不说谎的人才能心里平静，精神愉快，还要让他们明白说谎的严重后果。②营造和谐、融洽的环境气氛。要让儿童从小就生活在和谐、融洽的环境之中，家庭和幼儿园集体成员之间应彼此相互信任，即使在幼儿犯了错误的情况下，也要尽量避免给予训斥、责骂，要多给予热情的帮助，给予改正错误的机会。在这种和睦、协调、充满信任的生活环境里，幼儿就会自然地吐露真情，无需掩饰、隐瞒和欺骗。③成人言传身教。在儿童面前，成人应该实事求是，不能弄虚作假，要真诚地对待孩子。这对幼儿诚实行为的形成能起到潜移默化的作用。④帮助减轻和消除其心理紧张。⑤及时揭穿儿童的谎言，不让其得逞。发现儿童有意说谎，要进行认真的调查和分析，用事实真相来点穿谎言，让孩子懂得说谎是要受批评的，从一开始就堵住孩子说谎的企图。

三、儿童偷窃

偷窃是指用不正当的方法和手段获取原本不属于自己的钱财、物品等。

（一）表现

儿童在1～2岁时，自我意识尚未形成，2～3岁后，儿童能逐步形成控制能力，不乱拿别人的东西。否则，上小学前后，儿童可能出现偷窃行为。偷窃对象常是父母、兄弟姐妹、同学或小伙伴的物品。儿童偷拿别人的东西，往往由于控制欲望的能力较差，以及一时的冲动所引起的。孩子平时就有随心所欲行动的毛病，就要培养他经过考虑以后再行动的习惯。

（二）原因

①不能抗拒诱惑（强烈的占有欲）。有些孩子对某一物品产生了强烈的占有欲望，但是通过正当的手段满足不了这种强烈的心理需要。②为了自我吹嘘。③换取感情或引起别人注意。有的孩子由于平时缺乏别人的关注和感情，

为了吸引别人的注意,便拿不属于自己的东西,以此向其他人炫耀、吹嘘,或送给别人,以换取感情或引起注意。④感觉不公平(发泄心中的不满)。有些幼儿当受到不公平的待遇或遭遇内心挫折时,常常会用偷窃来发泄内心的不满,或用偷窃来表示反抗。⑤成人教育不当。主要表现在两个方面:一是放任自流。有些父母把孩子拿别人的东西看作是小孩还不懂事,没有必要大惊小怪,等将来长大了以后自然会好的。二是管教过严。有些家长一旦发现孩子发生了偷拿东西的行为,就大动肝火,责骂、羞辱、体罚。⑥不良伙伴的引诱。⑦病态人格或脑损伤、智力发育不全所致。

(三) 矫治

幼儿的道德认识和道德判断是随着年龄的增长和心理的发展而逐渐形成的,因此对孩子偷窃行为的教育应着重于让他明白自己的行为为什么是错误的。

①了解儿童偷窃的原因,针对问题进行教育。②要清晰、明确地为幼儿讲解道德准则。讲述必须具体、现实,不要笼统、含糊,讲话更加明确,收效也就更大。③要摆事实、讲道理。发现儿童有偷窃行为时,家长必须使孩子认识到偷窃是一种坏行为,得不偿失,应努力克服纠正。家长应特别强调偷窃行为所产生的严重后果,并使用确切的措词,使孩子对此有深刻的理解。④不要对孩子的不良行为恼怒不堪,或作出过分反应。⑤家长要成为孩子的良好榜样。

三、拒绝上幼儿园

幼儿初次上幼儿园,会出现一些情绪波动,这很正常。有的儿童情绪波动过大,持续时间过长,以至于害怕或者拒绝上幼儿园,或者一提到上幼儿园就说头痛或腹痛。

(一) 表现

总体说来,新入园孩子的分离焦虑表现在以下几方面:

(1) 情绪方面——焦虑、坐立不安、恍惚、低声啜泣、失声哭闹、恋物、暴躁、生气、恐惧、紧张等。有的孩子会一直哭泣,并大喊大叫,异常烦躁,不断询问"妈妈怎么还不来接我?"并缠着教师或小朋友说"你妈妈会来的,会来接你的",这才安心地离开,但过不了两秒钟就又问,不厌其烦,一遍又一遍。对自己所带物品总是随手拿着,不容别人碰一下,甚至不和别人挨着坐,独自在一边。若别人不小心碰了他,或拿了他的东西,他会非常愤怒,甚至声嘶力竭。还有的孩子似乎非常害怕,蜷缩在角落里,低声哭泣,情绪非常低落,别人碰了他,抢了他的玩具,甚至打了他,他也不敢反抗,就连大声说话也不敢。

（2）行为方面——胆怯、害羞、缄默（整天不讲一句话）、缠人、孤僻、打人、抢玩具、拒食、拒绝拥抱、扔玩具、拒绝脱衣服、违拗、自虐。有的孩子入园后拒绝做任何事情,不坐、不让碰、不吃、不玩,唯一想做的就是趴在窗口等妈妈或者四处游荡,稍不如意就大哭特哭;也有的孩子把自己封闭起来以求保护,独坐一边,不说话、不玩玩具,明显表现出胆怯和不知所措。还有的孩子则特别缠人,看到别的家长和教师从门口走过,就会跟过去,希望能把他带走,去找妈妈,或者要求教师一直抱着他、领着他、看着他,当教师眼神离开或牵着的手放开,她就哭给你看。还有的以扔东西、打人等来进行发泄。

（3）生理方面——喂食困难、食欲下降、入睡困难、夜惊、遗尿等。大部分幼儿有不吃饭、尿裤子等现象发生。有的孩子是本身自理能力就差,不会吃饭,不会穿脱裤子,有了需要也不会说,以至不能很好地完成;也有的孩子是由于进入陌生环境缺乏安全感,焦躁不安,对一些生理需要忽略而出现食欲下降、遗尿等现象。也有的孩子由于过度紧张而出现夜惊、做噩梦等。

以上这些情况,有的孩子一入园就有明显表现,也有的孩子高高兴兴玩上两三天之后才出现,一般来说持续1～2个星期。但是有的孩子持续时间过长,以至于害怕或者拒绝上幼儿园,或者一提到上幼儿园就说头痛或腹痛。

（二）原因

（1）生理上的问题。和一般所认为的单纯的情绪上的问题不同,生理上产生的病痛也会让幼儿出现哭泣的行为,如感冒、发烧、肠胃不舒服时,幼儿会因为疼痛、难过而哭泣。

（2）生活规律的改变。入园前,孩子在家自由自在生活,饿了就吃,困了就睡,想玩就玩。上了幼儿园后,早上要按时上幼儿园,中饭点心要自己吃,游戏活动有规定的时间,这就使孩子感到很不习惯,因而不愿上幼儿园。

（3）幼儿对陌生的环境感到害怕。孩子一直在家里跟父母生活在一起,对幼儿园的老师不认识,小朋友也不熟悉,在陌生的环境中,孩子会觉得安全受到威胁,从而产生巨大的心理压力,并通过哭泣来发泄自己害怕的情绪。

（4）自理能力差也是幼儿对幼儿园生活不适应、产生抗拒心理的原因。有的幼儿在家里是衣来伸手,饭来张口,孩子来到幼儿园就不一样了,样样事情都要自己动手,自己吃饭、自己睡觉、自己穿衣穿鞋,对于那些什么都不会的孩子来说,真是困难极了。

(5) 产生挫折感。幼儿在家是众星捧月般被呵护和照顾着的,家里的大人都围着他转,但是到了幼儿园,不再是唯我独尊,要和其他的小朋友共同使用玩具等,老师要同时照顾好多小朋友,不会对他特别关注。幼儿能敏感地察觉到各种"待遇"上的差异,从而产生挫折感,并通过情绪反映出来。

(6) 个性原因。除了这些原因,有时候也是幼儿的个性使然,如有的幼儿本身就比较胆小、内向,或是不喜欢与他人相处,这样的幼儿在幼儿园哭泣的几率会更高。

(三) 纠正

(1) 了解孩子的生活环境和心理状况,减少他们的心理压力。了解孩子的详细情况,比如爱吃什么菜? 睡眠有什么习惯? 对个别问题进行指导,并适当放宽入园、离园时间,晚来早走一些。

(2) 努力改善亲子关系。例如,开展有趣的亲子活动(每天或者每周请一名孩子家长给孩子们上课)。亲子活动有助于孩子在安全愉快的感觉中熟悉幼儿园,接纳幼儿园,因此多开展有趣的亲子活动有助于家长了解幼儿园、孩子适应幼儿园。

(3) 积极促进孩子们的社会性发展,鼓励他们参加游戏和集体活动。经常带孩子做有趣的活动,观察昆虫,观察树木、花卉等,创造愉快欣喜的心境;提供新颖有趣的、适合幼儿年龄的玩具,使幼儿在玩耍中转移不良的情绪;精心布置教室,使幼儿如同来到大森林、动物乐园或产生家的感觉。多组织一些能让孩子动起来的活动,比如手指游戏、音乐游戏、儿歌表演等,孩子们会乐在其中,从而有效地转移孩子的焦虑情绪。

(4) 爱心教育。对孩子充满爱心,做到有爱心、有耐心、更加细心。只有耐心细致、充满爱心,无微不至地关怀孩子,关注孩子的每一个要求,才能让孩子感到安全,可信赖,才能让孩子喜欢上教师、喜欢幼儿园,消除焦虑、畏难情绪,尽快适应。具体方面主要有:①语言温和平缓,让幼儿感到老师可亲可爱,消除畏惧心理;②称呼幼儿小名,创造一种亲切、自然的气氛;③经常拥抱、亲吻幼儿,用这种身体语言起到安抚作用;④对幼儿提出的问题尽可能地回答,不冷落幼儿;⑤蹲下与幼儿讲话,使幼儿觉得老师是真诚的、可信赖。

(5) 尽可能地满足孩子的一些要求。比如有的幼儿提出不吃饭、不睡觉等,可暂时答应他,让他放松下来,真到吃饭睡觉的时候,他也饿了困了,就自然得跟着吃饭睡觉了;还有的孩子不让关门,这一点非常普遍,因为他们觉得关了门妈妈就进不来了,就这个理由,却解释不通,我们不妨先把门大敞着,只要注意安全,别让孩子自己走出去就行了。

(6) 给幼儿以更多的自由。如上课可以自由走动,可带自己喜爱的玩具来园等。

(7) 多用肯定性语言,少用否定性语言。如同一句话,说成:"你很乖,好好玩玩具,妈妈会早来接你"孩子听了会很高兴,而说成:"你不玩玩具,妈妈就不来接你"孩子就会大哭,因为他还不能很好地理解两句话之间的关系,而只注意了后半句,怎能不哭呢?

(8) 通过家长会和个别沟通的方式指导家长做到:送孩子入园放松心情,了解孩子哭是发泄的一种方式,适当哭点也没什么。多和孩子谈论幼儿园里新鲜的、幼儿感兴趣的事情,以家长高兴的情绪带动孩子。若孩子不愿上幼儿园,千万不要用吓唬、欺骗的方法。比如有的家长说"不上幼儿园就会被疯子背去""不上幼儿园妈妈就不要你"等等,这样即使孩子被迫来幼儿园了,也不会有好情绪,而会缺乏安全感,较长时间不能适应。对孩子的不良习惯不要反复去提,适当淡化,反而会有助于消除坏习惯,养成好习惯。同时教给孩子正确的交往方式,如:和别人握握手、摸摸别人的衣服、说出自己的要求等,一段时间以后,孩子有了明显的好转。孩子入园哭闹也是一样,不要总是提醒他。

第五节　与语言有关的心理问题

一、发展性语言障碍(儿童语言发育迟缓)

这是最常见的一种言语障碍形式。它是由于大脑发育迟缓而造成的言语障碍,可分为接受性言语障碍和表达性言语障碍。这类儿童口头语言明显落后同龄儿童,到相应年龄仍不能讲完整的句子,甚至仅能讲少数单词,有的表现讲话词不达意或构音不清。

(一) 表现

患有接受性言语障碍的儿童,1岁半还不能理解简单的言语指令,他们能够对环境中的声音做出相应的反应,而对有意义的言语却毫无反应。有表达性言语障碍的儿童,在1岁半时能够理解简单的言语指令,根据言语指令做出相应的反应。他们在学习说话时能发出一些语音,但是常常不能很好地组词,学了新词就忘了旧词,因而词汇十分贫乏,语句生涩难懂,尤其是学习语言的速度比一般儿童慢得多。这些儿童的智力发展一般都良好,内在语言的发展也正常,喜欢用手和眼神表达自己的情感和需要,也乐意与别人做各种不需要语言交流的游戏。由于语言交往方面的困难,这些儿童可出现焦虑不安、退缩、执拗、遗尿、吮吸手指等行为问题。

(二) 原因

①脑组织的有关部位功能发育不完善。②缺少言语刺激、教育和训练:可能是长期生活在封闭的环境中,与人的交流的机会少、缺乏言语刺激;也可能是父母的过分溺爱,长辈的越俎代庖,知道孩子所思所想所需,孩子不开口家长就心领神会,满足其各种需求,使孩子失去训练的机会。③听力障碍、婴儿孤独症、精神发育迟缓、儿童精神病等都可以导致语言发育迟缓。

(三) 矫治

仅患有表达性言语障碍的儿童,一般随着年龄的增大,不经治疗也可以逐渐获得正常的语言能力。患有接受性言语障碍的儿童则需要经过特殊的训练,才有可能获得语言能力,而且在成年后一般在语言功能和社会适应方面均可出现一定的缺陷。①采用神经营养治疗,促进大脑发育,完善语言功能。②言语训练。训练越早越好,家长参与训练过程,家园同步训练。可先让患儿倾听各种声音,并告之名称;再要求患儿模仿教师口型,发音从简单到复杂;然后让孩子听语音指物,再指物说名称;接着学习简单的口语对话;最后念儿歌。这样做,遵循了正常语言的发展历程,可为矫正患儿行为提供系统化的语言训练。

二、发展性语音不清

发展性语音不清指的是儿童不存在发音器官或神经系统的器质性病变,但是在说话时语音不清晰,讲话不能成句。轻者,说话能被人听懂,但是吐字不准,语音含混;重者不知所云。

原因:由于与发音有关的神经系统发育迟缓;儿童在学习语言时,与发音不清的人交往和学习有关。

治疗:言语矫正治疗;辅以心理治疗。

案例:小班里有一个男孩,来园一星期后就发现他不会讲话,而且很喜欢欺负其他的小朋友。比如其他小朋友午点没吃完,不管谁坐在他的身旁,他都会以武力抢过来。在玩玩具时,从来也不知道该好好地玩,喜欢抢别人的玩具。所以,小朋友们都不喜欢他。老师对他这样的行为很讨厌,不管你怎样批评他,他都"无所谓"的态度,因为他根本就听不懂老师的话。然后老师开始怀疑他是个语言功能有障碍的小孩。来幼儿园只会说"老师早上好""谢谢老师"这两句话。老师与家长及时联系,原来他在来幼儿园之前在广东、南宁老家等几个地方住过,因为各个地方的语言各不相同,所以他一直没学会说话,老师看到小朋友都不喜欢他,就叫小朋友一起来帮助他,鼓励他来跟大家一起游戏,他还是没有一丁点的进步,他压根就没有上进心,压根就没学。这一学期下来也没能改掉打人的那种攻击性行为,家长和老师都很着急。平时各种游戏活动他都不能很好地参加和完成,在他身上真正能体会到"恨铁不成钢"的感觉。

针对这一病因,有以下的措施:

1. 通过自己的语言、表情、动作将爱传递给孩子,使孩子产生积极的情绪,感到周围温暖、安全,孩子才会主动适应并探索外界环境,以发展自己的智能。教师千万不要自己先失去信心,有"恨铁不成钢"的思想。在语言训练中,想方设法让孩子说话,并对孩子的微小进步给予鼓励,从而强化孩子学习语言的热情和兴趣。要有足够的耐心、信心与恒心,相信孩子一定能够获得良好的语言能力,要注意避免急躁情绪,也不能迁就、放任孩子,致使孩子失去最佳教育时期而不能形成某种学习习惯,这对孩子未来是一个十分遗憾的事情。

2. 训练要点

(1)进行构音器官的运动训练,训练时与游戏结合,孩子易配合,如张口、闭口、伸舌、缩舌、卷舌、噘嘴、咧嘴等动作为以后发音打基础。

(2)进行呼吸训练,如吹泡泡、蜡烛、气球等。

(3)进行图片的听力训练,先用较常用的单词,再过渡到句子,在训练时放慢语速,让孩子看清口型并结合手势,通过视听综合刺激加深印象。

(4)诱导发音训练,可利用象声词(动物叫声,自然界声音),双唇音开头(ba、pa、ma 等)诱导其模仿发音。

（5）打拍子。可以在孩子的身上或者手上有节奏地轻轻拍打，通过让孩子感受"节奏"，训练他掌握说话时的抑扬顿挫。

（6）让孩子练习绕口令。使孩子的吐字发音得以强化，并对容易发音混淆的词语进行辨析。

（7）给孩子阅读散文、文学作品和诗歌。这可以让孩子从小就多方面地感受文学作品中表达的韵律感和节奏感，同时通过不断丰富孩子的词汇、感受正确的发音，增强孩子的语言运用能力。

3. 要尽可能制造机会多让孩子和其他小朋友在一起交流玩耍。比如让小朋友游戏时多一些协作性的游戏，并给患者更多的机会和鼓励。

三、儿童口吃

口吃是指说话的时候不自主地在字音或字句上，表现出不正确的停顿、延长和重复现象。它是一种常见的语言节奏障碍。口吃并非生理上的缺陷或发音器官的疾病，而是与心理状态有着密切关系的言语障碍。根据美国的统计数字，在学龄儿童中，口吃的患病率为 $1‰\sim2‰$，男孩比女孩多 $2\sim4$ 倍，有一半的口吃发病于 5 岁前。

（一）表现

①发音障碍。常在某个字音、单词上表现停顿、重复、拖音现象，说话不流畅。儿童口吃以连发性口吃较多，发音之际，在某个字音上要重复多遍才能继续说下去。也有难发性口吃，说第一个字要很使劲才能发出声音。②肌肉紧张。由于呼吸和发音器官肌肉的紧张性痉挛，而妨碍这些器官的正常运动。说话时唇舌不能随意活动。③伴随动作。为摆脱发音困难，常有跺脚、摇头、挤眼、歪嘴等动作。④常伴有其他心理异常，如易兴奋、易激惹、胆小、睡眠障碍等。

（二）原因

①精神创伤。受惊吓是常见的诱因，如见到某种动物、听了可怕的故事、看了可怕的影片等，致使情绪不安，易导致口吃。家庭不和睦，父母离异或家长态度粗暴，严厉的体罚、辱骂孩子，使孩子经常处于紧张不安的心理状态下，易导致口吃。进入陌生环境（转学、迁居、寄养），久久不能适应。②模仿。大部分口吃患者是幼小时学别人口吃所致。小孩对别人口吃觉得好奇，看到口吃者滑稽可笑的样子而加以模仿，模仿口吃变口吃。③成人教育上的失误。两三岁的孩

子,正处于学习口头语言的阶段,词汇逐渐丰富,说话时可能为了选择词汇,不能迅速组句,因而会表现出重复或延长某一个字或语言不连贯、不流畅的现象。这在儿童语言发展的过程中属于正常现象,是一种发育性的口吃(90%的儿童口吃是因发育迟缓而发生的,而不是真正的口吃)。随着年龄的增长,这种口吃现象会逐渐消失。如果家长或周围的人不能正确对待这一现象,在小孩学讲话的时候操之过急,做过多的矫正,或采取恐吓、威逼的手段逼迫儿童学话、矫正发音,使儿童紧张、慌乱、无所适从,从而导致口吃。④躯体疾病,一些严重的躯体疾病,如百日咳、流感、麻疹或脑部受到创伤,都可造成大脑皮质功能减退而引起口吃。

(三) 矫治

无论是精神受刺激、模仿还是初学口头语言时的不流畅现象,最初都不是真正的口吃。真正口吃必须有心理因素掺杂进去,即对自己口吃的高度注意和嫌恶,对说话的恐惧心理。若没有以上心理因素,口吃只是一时性的,随着年龄增长会自行消失。矫治儿童口吃要注意:①正确对待小儿说话时不流畅的现象。幼儿说话时发生"口吃",周围的人应采取无所谓的态度,不模仿、不讥笑、不指责,不必提醒"你结巴了",不使幼儿因说话不流畅而感到紧张和不安。②消除环境中可致幼儿精神过度紧张不安的各种因素。家庭和睦、教育方法合理、生活有规律,都可使幼儿的"口吃"成为一时性的现象。③成人用平静、柔和的语气和小儿说话,使他也仿效这种从容的语调,放慢速度,呼吸平稳,全身放松。④多让幼儿练习朗诵、唱歌。对年龄较大的儿童可教他慢慢地(一个字一个字地发音)、有节奏地说话、朗读(一字一字地大声朗读)。

参考文献

［1］万钫.幼儿卫生保育教程［M］.北京:北京师范大学出版社,2002.

［2］左明雪.人体解剖生理学［M］.北京:高等教育出版社,2010.

［3］中国营养学会.中国居民膳食营养素参考日摄入量［M］.北京:中国轻工业出版社,2000.

［4］李季湄,冯晓霞.《0～6岁儿童学习与发展指南》解读［M］.北京:人民教育出版社,2013.

［5］李洁,周盈.食品营养与卫生［M］.北京:国防工业出版社,2010.

［6］国家教育委员会.幼儿园工作规程.1996.

［7］顾荣芳.学前儿童卫生学［M］.南京:江苏教育出版社,2007.

［8］朱家雄,汪乃铭,戈柔.学前儿童卫生学［M］.上海:上海华东师范大学出版社,2006.

［9］崔焱.儿童护理学［M］.4版.北京:人民卫生出版社,2008.

［10］张兰香,潘秀萍.学前儿童卫生与保健［M］.北京:北京师范大学出版社,2011.

［11］教育部师范教育司.幼儿卫生保育教程［M］.北京:北京师范大学出版社,2007.

［12］张海丽.幼儿卫生保健［M］.北京:中国传媒大学出版社,2014.

［13］唐林兰,于桂萍.学前儿童卫生与保健［M］.北京:教育科学出版社,2013.